# Materiais Dentários

Nota: A medicina é uma ciência em constante evolução. À medida que novas pesquisas e a experiência clínica ampliam o nosso conhecimento, são necessárias modificações no tratamento e na farmacoterapia. Os coautores desta obra consultaram as fontes consideradas confiáveis, em um esforço para oferecer informações completas e, geralmente, de acordo com os padrões aceitos à época da publicação. Entretanto, tendo em vista a possibilidade de falha humana ou de alterações nas ciências médicas, os leitores devem confirmar estas informações com outras fontes. Por exemplo, e em particular, os leitores são aconselhados a conferir a bula de qualquer medicamento que pretendam administrar, para se certificar de que a informação contida neste livro está correta e de que não houve alteração na dose recomendada nem nas contraindicações para o seu uso. Esta recomendação é particularmente importante em relação a medicamentos novos ou raramente usados.

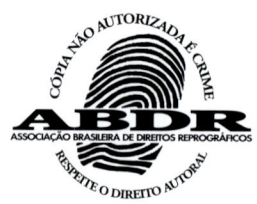

M425  Materiais dentários / organizadores, Léo Kriger, Samuel Jorge Moysés, Simone Tetu Moysés ; coordenadora, Maria Celeste Morita ; autor, Marcelo Carvalho Chain. – São Paulo : Artes Médicas, 2013.
160 p. : il. color. ; 28 cm. – (ABENO : Odontologia Essencial : parte clínica)

ISBN 978-85-367-0205-6

1. Odontologia. 2. Materiais dentários. I. Kriger, Léo. II. Moysés, Samuel Jorge. III. Moysés, Simone Tetu. IV. Morita, Maria Celeste. V. Chain, Marcelo Carvalho.

CDU 616.314

Catalogação na publicação: Ana Paula M. Magnus – CRB 10/2052

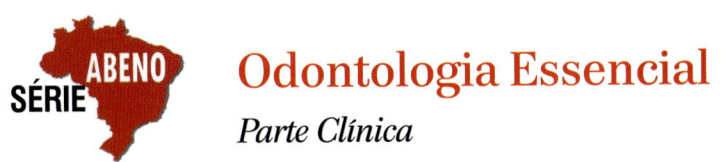

organizadores da série
**Léo Kriger**
**Samuel Jorge Moysés**
**Simone Tetu Moysés**

coordenadora da série
**Maria Celeste Morita**

**Odontologia Essencial**
*Parte Clínica*

# Materiais Dentários

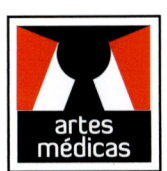

**Marcelo Carvalho Chain**

© Editora Artes Médicas Ltda., 2013

Diretor editorial: *Milton Hecht*
Gerente editorial: *Letícia Bispo de Lima*

**Colaboraram nesta edição:**
Editora: *Caroline Vieira*
Assistente editorial: *Carina de Lima Carvalho*
Capa e projeto gráfico: *Paola Manica*
Processamento pedagógico e preparação de originais: *Laura Ávila de Souza*
Leitura final: *Cassiano Ricardo Haag*
Ilustrações: *Vagner Coelho*
Editoração: *Know-How Editorial*

Reservados todos os direitos de publicação à
EDITORA ARTES MÉDICAS LTDA., uma empresa do GRUPO A EDUCAÇÃO S.A.

Editora Artes Médicas Ltda.
Rua Dr. Cesário Mota Jr., 63 – Vila Buarque
CEP 01221-020 – São Paulo – SP
Tel.: 11.3221.9033 – Fax: 11.3223.6635

É proibida a duplicação ou reprodução deste volume, no todo ou em parte, sob quaisquer formas ou por quaisquer meios (eletrônico, mecânico, gravação, fotocópia, distribuição na Web e outros), sem permissão expressa da Editora.

Unidade São Paulo
Av. Embaixador Macedo Soares, 10.735 – Pavilhão 5 – Cond. Espace Center
Vila Anastácio – 05095-035 – São Paulo – SP
Fone: (11) 3665-1100 Fax: (11) 3667-1333

SAC 0800 703-3444 – www.grupoa.com.br

IMPRESSO NO BRASIL
*PRINTED IN BRAZIL*

# Autores

**Marcelo Carvalho Chain**   Cirurgião-dentista. Professor associado IV da Universidade Federal de Santa Catarina (UFSC). Especialista em Endodontia pela UFSC. Master of Science e PhD em Biomaterials pela University of Alabama at Birmingham-USA.

---

**Betsy Kilian Martins Luiz**   Cirurgiã-dentista. Professora substituta da disciplina de Materiais Dentários da UFSC. Especialista em Odontopediatria pela UFSC. Mestre e doutora em Ciência e Engenharia de Materiais pela UFSC.

**Carla Miranda**   Cirurgiã-dentista. Professora do Curso de Graduação em Odontologia da Univesidade do Sul de Santa Catariana (Unisul). Mestre em Odontologia: Materiais Dentários pela UFSC. Doutora em Odontologia: Odontopediatria pela UFSC.

**João Adolfo Czernay**   Professor auxiliar da disciplina de Materiais Dentários da UFSC. Mestre em Materiais Dentários UFSC.

**Leandro Iran Rosa**   Cirurgião-dentista. Mestre em Materiais Dentários pela UFSC.

**Hermes Pretel**   Cirurgião-dentista. Diretor científico e professor do Núcleo de Pesquisa e Ensino de Fototerapia nas Ciências da Saúde (NUPEN). Pesquisador Rhae/CNPq. Mestre e Doutor em Ciências Odontológicas pela Faculdade de Odontologia de Araraquara (FOAr/UNESP).

**Pedro Alexandre**   Cirurgião-dentista. Professor do Curso de Aperfeiçoamento em Estética Dental do Instituto Oral Esthetic, Lages. Mestre em Materiais Dentários pela UFSC.

## Organizadores da Série Abeno

**Léo Kriger**  Professor de Saúde Coletiva da Pontifícia Universidade Católica do Paraná (PUCPR). Mestre em Odontologia em Saúde Coletiva pela Universidade Federal do Rio Grande do Sul (UFRGS).

**Samuel Jorge Moysés**  Professor titular da Escola de Saúde e Biociências da PUCPR. Professor adjunto do Departamento de Saúde Comunitária da Universidade Federal do Paraná (UFPR). Coordenador do Comitê de Ética em Pesquisa da Secretaria Municipal da Saúde de Curitiba, PR. Doutor em Epidemiologia e Saúde Pública pela University of London.

**Simone Tetu Moysés**  Professora titular da PUCPR. Coordenadora da área de Saúde Coletiva (mestrado e doutorado) do Programa de Pós-graduação em Odontologia da PUCPR. Doutora em Epidemiologia e Saúde Pública pela University of London.

## Coordenadora da Série Abeno

**Maria Celeste Morita**  Presidente da Abeno. Professora associada da Universidade Estadual de Londrina (UEL). Doutora em Saúde Pública pela Université de Paris 6, França.

## Conselho editorial da Série Abeno Odontologia Essencial

Maria Celeste Morita, Léo Kriger, Samuel Jorge Moysés, Simone Tetu Moysés, José Ranali, Adair Luiz Stefanello Busato.

# Prefácio

Ensinar e escrever sobre materiais dentários é uma tarefa no mínimo desafiadora, frente à responsabilidade, importância, complexidade e extensão do assunto.

Nestes anos todos como professor da área, sempre me deparei com as dificuldades inerentes à abordagem mínima necessária, em relação a tamanha amplitude de assuntos para um curso de graduação, tentando sempre vencer a aridez que isso possa proporcionar, o que geralmente leva ao desinteresse dos estudantes e foge aos nossos objetivos.

Essa dificuldade é antiga e evidente, haja vista a dificuldade com a bibliografia da área, ora pouco específica, ora longa e árida. Por essa razão, aceitamos a proposta da Artes Médicas de proporcionar ao leitor, principalmente ao aluno de graduação, uma referência concisa dos principais materiais utilizados em Odontologia.

Neste livro, procuramos buscar o difícil equilíbrio entre uma abordagem eficiente e resumida dos materiais dentários de maior interesse para a prática odontológica, buscando sempre associá-los à sua aplicabilidade clínica. Esperamos, com isso, prover a base mínima para o entendimento do assunto e o exercício da profissão, além de incentivar o estudante de Odontologia ao aprofundamento da ciência dos materiais dentários.

**Marcelo Carvalho Chain**

# Sumário

1 | **Materiais dentários: histórico, classificação e propriedades** — 11
*Leandro Iran Rosa*
*Marcelo Carvalho Chain*

2 | **Materiais para moldagem** — 27
*Betsy Kilian Martins Luiz*
*Marcelo Carvalho Chain*

3 | **Gessos odontológicos** — 55
*João Adolfo Czernay*
*Marcelo Carvalho Chain*

4 | **Resinas acrílicas** — 66
*Betsy Kilian Martins Luiz*
*Carla Miranda*
*Marcelo Carvalho Chain*

5 | **Cimentos odontológicos** — 76
*Pedro Alexandre*
*Leandro Iran Rosa*
*Marcelo Carvalho Chain*

6 | **Amálgama dental** — 92
*João Adolfo Czernay*
*Marcelo Carvalho Chain*

7 | **Sistemas adesivos e resinas compostas** — 102
*Marcelo Carvalho Chain*
*Pedro Alexandre*

8 | **Fundição odontológica** — 121
*Carla Miranda*
*Marcelo Carvalho Chain*

9 | **Cerâmicas odontológicas** — 127
*Pedro Alexandre*
*Marcelo Carvalho Chain*

10 | **Materiais para higiene e prevenção e agentes clareadores** — 139
*Betsy Kilian Martins Luiz*
*Carla Miranda*
*Marcelo Carvalho Chain*
*Hermes Pretel*

**Referências** — 159

## Recursos pedagógicos que facilitam a leitura e o aprendizado!

| | |
|---|---|
| **OBJETIVOS DE APRENDIZAGEM** | Informam a que o estudante deve estar apto após a leitura do capítulo. |
| **Conceito** | Define um termo ou expressão constante do texto. |
| **LEMBRETE** | Destaca uma curiosidade ou informação importante sobre o assunto tratado. |
| **PARA PENSAR** | Propõe uma reflexão a partir de informação destacada do texto. |
| **SAIBA MAIS** | Acrescenta informação ou referência ao assunto abordado, levando o estudante a ir além em seus estudos. |
| **ATENÇÃO** | Chama a atenção para informações, dicas e precauções que não podem passar despercebidas ao leitor. |
| **RESUMINDO** | Sintetiza os últimos assuntos vistos. |
| 🔍 | Ícone que ressalta uma informação relevante no texto. |
| ⚡ | Ícone que aponta elemento de perigo em conceito ou terapêutica abordada. |
| **PALAVRAS REALÇADAS** | Apresentam em destaque situações da prática clínica, tais como prevenção, posologia, tratamento, diagnóstico etc. |

# Materiais dentários:
## histórico, classificação e propriedades

*LEANDRO IRAN ROSA*
*MARCELO CARVALHO CHAIN*

Proporcionar ao ser humano melhores condições de vida e saúde sempre foi o objetivo da odontologia. A busca por melhores materiais e o estabelecimento de novos protocolos para sua utilização se estende há séculos e continua em pleno crescimento. O desenvolvimento de pesquisas científicas oferece, a cada ano, novos materiais com propriedades aprimoradas, visando assim garantir a qualidade do trabalho profissional e proporcionar maior conforto ao paciente. A diversidade e a modernidade dos produtos disponíveis e continuamente lançados no mercado tornam fundamental o conhecimento de suas propriedades físicas, químicas e mecânicas, pois tais informações nortearão o profissional na escolha do material mais adequado para cada tratamento.

**OBJETIVOS DE APRENDIZAGEM**

- Conhecer o histórico e a importância dos materiais dentários e de sua correta seleção
- Reconhecer os diferentes tipos de materiais dentários e suas funções
- Caracterizar as propriedades físicas, químicas e mecânicas dos materiais dentários

**LEMBRETE**

O conhecimento das propriedades físicas, químicas e mecânicas dos materiais é fundamental para orientar sua seleção.

## HISTÓRICO

A odontologia como especialidade surgiu por volta de 3.000 a.C. O século XVI marcou o início dos registros literários da prática odontológica, e o século seguinte foi um período de grande desenvolvimento com base em conhecimento científico. Em 1774, ao observar as características da cerâmica de utensílios domésticos, o francês Alexis Duchateau decidiu substituir os dentes de marfim de sua prótese por dentes de cerâmica. Em 1789, surgiu a porcelana fundida para confecção de dentes, o que, em conjunto com estudos para o desenvolvimento do amálgama dental, em meados do século XIX, pode representar os primeiros sinais do surgimento da prática odontológica atual. A restrição ao uso de inúmeros materiais na boca serviu de estímulo para o desenvolvimento e avanço de outros. Um exemplo disso é o amálgama de prata, que foi inicialmente utilizado em restaurações e depois proibido pela Sociedade Americana dos

**SAIBA MAIS**

Desde o surgimento da odontologia, houve uma lenta evolução dos materiais restauradores. Antes do emprego de cerâmica, metais e polímeros, os dentes naturais eram substituídos por dentes humanos ou de animais e por materiais como marfim e conchas.

Cirurgiões-Dentistas, o que estimulou o desenvolvimento do amálgama de cobre.

No final do século XIX, surgiu o cimento de fosfato de zinco, e o início do século XX marcou a entrada das ligas metálicas para confecção de restaurações indiretas. Também nesse período, no ano de 1935, a resina acrílica polimerizável passou a ser utilizada como base da prótese total, a fim de suportar os dentes artificiais. Além de focar a reposição de estruturas dentais perdidas, o século XX introduziu outro tema: a prevenção.

# ASSOCIAÇÕES E ESPECIFICAÇÕES

Para o estabelecimento de um padrão na pesquisa de materiais, foi necessário criar métodos e sistemas de testes para a avaliação de suas propriedades físicas, químicas e mecânicas. Em 1928, a American Dental Association (ADA) encampou uma associação de pesquisa preexistente e, em conjunto com membros do National Institute of Standars and Technology (NIST), estabeleceu um grupo de pesquisa de relevância internacional. Esses métodos padronizados são conhecidos como especificações, as quais devem ser obedecidas por todos os investigadores para fins de comparações justas. Outras associações internacionais, como a International Organization for Standartization (ISO) e a Fedération Dentaire Internationale (FDI) também estabeleceram suas especificações.

**SAIBA MAIS**

As principais associações vigentes para testes de materiais dentários são ADA, ISO e FDI. No Brasil, a padronização mais utilizada é a ISO.

A padronização dos protocolos de ensaios mecânicos permite uma maior confiabilidade na avaliação de materiais e dispositivos, de modo que um teste possa ser realizado em iguais condições (duplicado) em qualquer laboratório do mundo. É importante que o dentista conheça essas padronizações para compreender os limites e as indicações dos materiais utilizados. Além disso, tais especificações garantem o controle de qualidade dos materiais certificados.

# CLASSIFICAÇÃO DOS MATERIAIS DENTÁRIOS

Os materiais dentários podem ser divididos basicamente em três tipos: metálicos, cerâmicos e poliméricos.

**MATERIAIS METÁLICOS:** Usados em sua forma pura, figuram principalmente constituindo as ligas metálicas presentes em peças protéticas, aparelhos ortodônticos, limas endodônticas, implantes e instrumentais odontológicos.

**MATERIAIS CERÂMICOS:** Possuem propriedades físicas semelhantes à da estrutura dental, além de ótima capacidade de reproduzir a estética dental. São resistentes à corrosão, têm excelente biocompatibilidade e apresentam dureza compatível com a do esmalte e baixa condutividade térmica.

**POLÍMEROS:** Muito utilizados em odontologia restauradora, são substâncias compostas por cadeias de monômeros. Os polímeros mais utilizados em odontologia são os metacrilatos, presentes principalmente em resinas acrílicas, resinas compostas, cimentos odontológicos, materiais de moldagem, selantes e adesivos.

## TESTES

São ensaios que buscam simular o comportamento dos materiais em condições próximas às bucais, de maneira que os resultados possam conjecturar seu desempenho clínico. Os testes mais importantes são:

- resistência à compressão;
- microdureza Knoop e Vickers;
- resistência flexural uniaxial e biaxial;
- microtração;
- resistência ao cisalhamento;
- tenacidade a fratura;
- microcisalhamento.

Também são bastante realizados os ensaios de microinfiltração e tração diametral. O preparo, as dimensões e o acabamento do corpo de prova a ser testado variam de acordo com o material e o ensaio realizado.

O grande desafio dos pesquisadores é que o resultado das avaliações ultrapasse as paredes dos laboratórios de pesquisa e chegue aos consultórios odontológicos. A simulação das condições do ambiente bucal em uma amostra laboratorial ainda é motivo de desconfiança entre os clínicos. No entanto, não raramente, estudos longitudinais corroboram os achados laboratoriais.

## PROPRIEDADES DOS MATERIAIS ODONTOLÓGICOS

Como já foi mencionado, a correta seleção do material odontológico exige que o profissional tenha uma noção básica a respeito de sua estrutura. As propriedades dos materiais usados em odontologia podem indicar sua qualidade em diferentes aplicações.

### ESTRUTURA DA MATÉRIA

A partir de estudos elementares de química e física, sabemos que toda matéria é feita de átomos e moléculas. O comportamento dos materiais está ligado diretamente à sua estrutura atômica (tipo e combinação dos átomos), à força das ligações interatômicas e à sua capacidade de regeneração após quebra. As forças coesivas das ligações interatômicas que mantêm os átomos unidos são classificadas como: iônica, covalente e metálica. As ligações intermoleculares são: pontes de hidrogênio e força de van der Waals.

## LIGAÇÕES INTERATÔMICAS

**LIGAÇÕES IÔNICAS:** Resultam da atração mútua de cargas positivas e negativas, ocorrendo a transferência do elétron da camada de valência de um átomo para outro. Originam cristais cuja configuração atômica é baseada em equilíbrio de carga e tamanho. Estão presentes em certas fases cristalinas de alguns materiais dentários como o gesso e os cimentos à base de fosfato.

**LIGAÇÕES COVALENTES:** Ocorrem quando dois elétrons da camada de valência são compartilhados por átomos adjacentes. Estão presentes em compostos orgânicos como resinas odontológicas, nas quais os compostos se ligam para formar o arcabouço estrutural das cadeias de hidrocarbonetos.

**LIGAÇÕES METÁLICAS:** Resultam de uma extensão espacial aumentada das ondas de elétrons da camada de valência quando se forma um agregado de átomos metálicos. Os átomos podem doar elétrons facilmente de sua camada mais externa e formar uma nuvem de elétrons livres. Essa configuração dos elétrons livres resulta na formação de íons positivos que podem ser neutralizados pela aquisição de novos elétrons livres de outros átomos adjacentes. A presença dessa nuvem eletrônica propicia alta condutibilidade térmica e elétrica dos metais. A alta capacidade de deformação está associada ao deslizamento dos átomos ao longo dos planos cristalinos.

## LIGAÇÕES INTERMOLECULARES

São ligações em que há variação de carga entre grupamentos moleculares ou atômicos, induzindo forças polares que atraem as moléculas. As intensidades dessas ligações são determinantes na relação do ponto de fusão e ebulição das substâncias.

**PONTES DE HIDROGÊNIO:** Ocorrem, na molécula de água, quando os prótons dos átomos de hidrogênio não estão suficientemente protegidos pelos elétrons. Já no oxigênio os elétrons preenchem a órbita externa da molécula, criando assim um dipolo permanente que representa uma molécula assimétrica. Quando uma molécula de água encontra outras moléculas de água, a carga positiva do hidrogênio, causada pela polarização, é atraída para a porção do oxigênio, que é negativa, formando as pontes de hidrogênio. Esse tipo de polaridade é frequentemente encontrado em compostos orgânicos em fenômeno de sorção de resinas sintéticas.

**FORÇAS DE VAN DER WAALS:** Constituem a base da atração dipolo. A distribuição dos elétrons ao redor do núcleo forma um campo eletrostático. Esse campo normalmente é negativo, porém podem ocorrer alterações momentâneas de carga, principalmente devido a pequenas colisões, criando dipolos instantâneos. Forma-se, então, um dipolo flutuante que atrai outros dipolos flutuantes, chamado de dipolo induzido, típico de moléculas apolares.
Há também as ligações de dipolo permanente características de moléculas polares, mais intensas do que as ligações de dipolo induzido.

---

**LEMBRETE**

As ligações metálicas estão presentes em metais puros, ligas metálicas odontológicas para próteses fixas e estrutura de próteses parciais removíveis, núcleos metálicos fundidos, fios e braquetes ortodônticos, barra de suporte de prótese protocolo, etc.

**SAIBA MAIS**

O átomo é uma partícula com volume e limites definidos. Seu limite é estabelecido pelo campo eletrostático que o envolve. Caso os átomos se aproximem demais uns dos outros, haverá repulsão em razão do campo eletrostático de elétrons, porém as forças de atração tendem a mantê-los próximos, de modo que a força repulsiva fica em equilíbrio com a força de atração. Nesse ponto as forças se equivalem em magnitude, mas têm direções opostas.

## ESTRUTURA CRISTALINA DOS SÓLIDOS

Denomina-se estrutura cristalina dos sólidos a maneira como os átomos, as moléculas ou os íons se encontram arranjados espacialmente. Nessa disposição, os átomos estão arranjados de forma tridimensional, de maneira periódica e longa, ou seja, a posição de ordenação dos átomos se repete em longa distância.

Os sólidos se combinam de maneira a manter uma energia interna mínima. Como consequência disso, eles formam uma grade espacial regular. Existem 14 tipos de grades espaciais, porém grande parte dos metais utilizados em odontologia segue a grade espacial cúbica.

**LEMBRETE**

Os modelos de cristais mais frequentemente encontrados são o cúbico de corpo centrado, o cúbico de face centrada e o cúbico simples.

### SÓLIDOS NÃO CRISTALINOS OU AMORFOS

Formados por átomos, moléculas ou íons que não apresentam uma ordenação de longo alcance. O vidro é um exemplo de estrutura com arranjo ordenado curto. Não apresenta energia interna tão baixa quanto os arranjos cristalinos. Esse formato é característico dos líquidos e, quando presente nos sólidos, estes são chamados de líquidos super-resfriados.

## PROPRIEDADES FÍSICAS E MECÂNICAS

Antes de especificar cada uma das principais propriedades físicas e mecânicas, é importante diferenciá-las.

**Propriedades físicas:** define-se propriedade física como qualquer propriedade usada para caracterizar matéria e energia e suas interações. Tais propriedades não estão relacionadas primariamente com aplicações de forças sobre um corpo, como no caso das propriedades mecânicas, e incluem cor, densidade, condutividade térmica e elétrica, ponto de fusão, etc.

**Propriedades mecânicas:** representam um grupo das propriedades físicas, ou seja, toda propriedade mecânica é uma propriedade física, mas não o contrário. Como elas são muito utilizadas, é importante que sejam listadas separadamente daquelas que são estritamente físicas mas não mecânicas em natureza. As propriedades mecânicas podem ser definidas como aquelas que compreendem a resposta dos materiais às influências mecânicas externas, manifestadas pela capacidade de desenvolverem deformações reversíveis e irreversíveis e resistirem à fratura.

**Mecânica**

Parte da física que estuda o movimento dos corpos e seu repouso.

## PROPRIEDADES ÓPTICAS

Existem no universo várias formas de radiação ou energia eletromagnética. A maioria dessas formas é invisível ao olho humano, como os raios X e as ondas de televisão e de rádio, que se diferem basicamente em comprimento e amplitude de onda. No entanto, dentro de uma faixa do espectro eletromagnético entre 360 e 760 nm, uma radiação é visível ao olho humano, e a chamamos de luz. A luz é uma onda eletromagnética, transversal e tridimensional. Os objetos em que a luz incide (meios ópticos) são divididos, didaticamente, em três tipos: meio óptico opaco, meio óptico translúcido e meio óptico transparente (Quadro 1.1).

QUADRO 1.1 – **Meios ópticos de acordo com a permissividade à passagem de luz**

| | |
|---|---|
| **Opacidade** | Propriedade dos materiais de obstruir a passagem da luz |
| **Translucidez** | Propriedade dos materiais de permitir a passagem de luz, formando feixes de luz com trajetórias irregulares. Assim, os objetos ficam pouco nítidos, não sendo distinguidos através do material (p. ex., cerâmicas e resinas compostas) |
| **Transparência** | Propriedade dos materiais de permitir a passagem da luz com feixes de luz bem definidos, gerando pouca distorção, possibilitando a visualização perfeita através do material (p. ex., vidro, acrílico transparente) |

## COR

A percepção da cor é o resultado de uma resposta fisiológica a um estímulo físico. O feixe de luz, estímulo físico que permite a sensação à visualização das cores, é a parte definida e objetiva do processo. A reflexão da luz incidente no objeto é percebida pelos olhos e tem caráter totalmente subjetivo.

**Matiz:** Descreve a cor predominante de um objeto e depende do comprimento de onda (p. ex., vermelho, amarelo, azul).

**Luminosidade:** Indica a claridade de uma cor (p. ex., azul-escuro, verde-claro).

**Saturação:** Representa o grau de intensidade de um matiz. Diferencia cores com ou sem brilho.

# PROPRIEDADES FÍSICAS DE SUPERFÍCIE

## ADESÃO

Quando dois materiais são colocados em contato, as moléculas superficiais dos substratos sofrem atração mútua, possibilitando a adesão. O termo "adesão" é utilizado quando há contato entre moléculas de substratos diferentes. Para moléculas semelhantes, essa interação é chamada de coesão.

Podem ocorrer adesão química e adesão mecânica. Há adesão química em nível atômico e molecular, já a mecânica baseia-se na retenção por embricamento. Ambas podem ocorrer simultaneamente. Quando se utiliza outro material para produzir adesão, chamamos de adesivo, enquanto os substratos a serem unidos são chamados de aderentes.

**ENERGIA DE SUPERFÍCIE:** Ocorre em razão da impossibilidade de os átomos situados na superfície dos materiais estarem em completo equilíbrio, ou seja, não estão igualmente atraídos em todas as direções. No interior dos materiais, os átomos possuem energia mínima em virtude da presença de outros átomos ao seu redor. O aumento de energia por unidade de área de superfície é referido como energia de superfície ou tensão superficial, o que está presente na superfície de todos os materiais, independentemente da fase (sólido, líquido ou gasoso), desde que haja uma interface, excetuando-se portanto, entre dois gases.

Materiais Dentários | 17

MOLHAMENTO: É a medida da afinidade de um líquido por um sólido. Em escala molecular, a superfície de um sólido é extremamente rugosa. Ao aproximar duas superfícies sólidas, somente os átomos de maior relevo irão se aderir, gerando uma força de adesão insignificante. Para aumentar a força de atração entre dois sólidos, acrescenta-se um fluido que penetre pelas rugosidades, permitindo o contato com uma porção maior da superfície do sólido. É necessário que o líquido possua fácil escoamento sobre toda a superfície, aderindo ao sólido aderente. A limpeza da superfície do aderente é de fundamental importância para a eficácia de um adesivo.

ÂNGULO DE CONTATO: É indicado pela forma de uma gota de líquido sobre a superfície do sólido. Essa relação determina um ângulo em suas margens. A presença de um baixo ângulo indica um bom molhamento. Um alto ângulo de contato caracteriza um material hidrófobo (Fig. 1.1).

ABSORÇÃO E ADSORÇÃO: A absorção refere-se à capacidade de um volume de sólido captar líquido do meio. A adsorção indica a concentração de moléculas na superfície de um líquido ou de um sólido. Essas propriedades são aferidas de duas maneiras: (1) porcentagem de peso de material solúvel ou sorvido e (2) como o peso do material dissolvido ou sorvido por unidade de área de superfície.

**SAIBA MAIS**

Os líquidos orgânicos e grande parte dos inorgânicos possuem relativa baixa energia de superfície, o que permite que se espalhem com facilidade nos sólidos de alta energia de superfície.

**LEMBRETE**

É importante observar o ângulo de contato em materiais de moldagem, nos quais se busca um bom escoamento para copiar detalhes.

**SAIBA MAIS**

O termo "sorção" refere-se à ocorrência simultânea de adsorção e absorção. A sorção da água de um material representa a quantidade de água adsorvida na superfície e em seguida absorvida para dentro do corpo do material durante a sua confecção ou durante o uso.

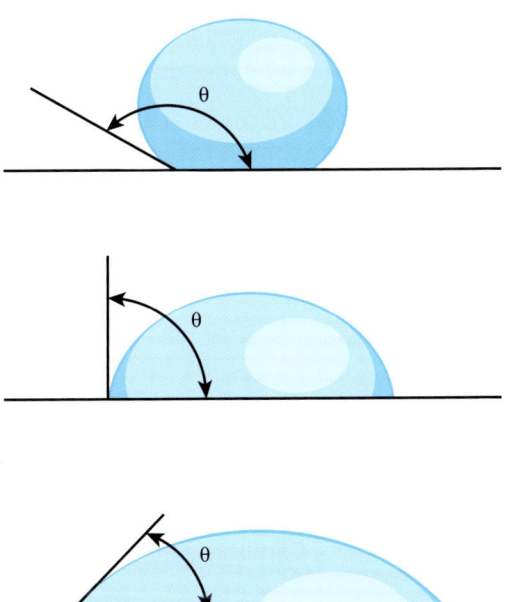

*Figura 1.1 – Relação entre ângulo de contato de um líquido e uma superfície plana.*

## PROPRIEDADES TERMOFÍSICAS

### CONDUTIVIDADE TÉRMICA

A transmissão de calor em materiais sólidos ocorre preferencialmente por condução. A condutividade térmica é uma medida termofísica de transferência de calor através do fluxo de energia. É definida pelo número de calorias que passa por segundo através de uma área de 1 cm², e a alteração de temperatura através do corpo de prova corresponde a 1°C/cm.

**LEMBRETE**

A condutividade térmica dos cimentos restauradores equivale à das estruturas dentárias, razão pela qual esses materiais são utilizados como forros em preparos cavitários profundos para restaurações de amálgama ou ligas de ouro.

> **ATENÇÃO**
>
> Os materiais restaurados sofrem alterações dimensionais em diferentes temperaturas no meio bucal, contraindo-se e expandindo-se inúmeras vezes. Esse dinamismo pode gerar infiltrações decorrentes da diferença entre o comportamento da estrutura dentária e o do material restaurador

Em geral, os metais apresentam maiores valores de condução de calor do que plásticos e cerâmicas. Esmalte e dentina são maus condutores térmicos quando comparados às ligas metálicas. As resinas compostas possuem condutibilidade térmica semelhante à das estruturas dentárias.

## COEFICIENTE DE EXPANSÃO TÉRMICA

É a medida da alteração da dimensão de uma estrutura por unidade de sua estrutura inicial, quando a temperatura é aumentada em 1°C. Esse coeficiente normalmente é maior para líquidos do que para os sólidos.

## PROPRIEDADES MECÂNICAS

É a ciência física que trata de energia e forças, e de seus efeitos nos corpos, os quais, geralmente, encontram-se estáticos. As propriedades mecânicas são as respostas dos materiais a influências mecânicas externas, manifestadas pela capacidade de desenvolverem deformações reversíveis, irreversíveis e de resistirem à fratura. Portanto, são medidas tanto na fase elástica quanto na fase plástica de um material, sob uma força aplicada, distribuição de forças ou pressão. Estas características são avaliadas por meio de ensaios e geralmente são expressas em unidades de tensão e/ou deformação.

**TENSÃO:** É a resistência de um material a uma força externa aplicada sobre ele. É definida como a razão da força aplicada sobre a área do corpo. A unidade de tensão mais usada é N/mm² ou MPa (mega Pascal), onde 1 N/mm² = 1 MPa. Outras unidades usadas são Kg/cm² e lb/pol², também conhecida por psi.

**FÓRMULA** $\text{Tensão} = \dfrac{\text{Força}}{\text{Área}}$

**DEFORMAÇÃO:** É a alteração no comprimento quando o material é submetido a uma força. É uma grandeza adimensional, expressa em porcentagem.

**FÓRMULA** $\text{Deformação} = \dfrac{\text{Alteração}}{\text{Comprimento}}$

## CURVA DE TENSÃO-DEFORMAÇÃO

A curva de tensão-deformação é a descrição gráfica do comportamento de um material submetido a uma carga. Ao carregar um corpo de prova em uma máquina de ensaios, são aferidos continuamente os valores de carga e deslocamento, os quais permitem traçar a curva de comportamento.

Existem duas fases características dessa curva (Fig. 1.2):

**FASE ELÁSTICA:** Aumento progressivo da tensão e deformação com padrão de proporcionalidade da curva na relação das grandezas.

**FASE PLÁSTICA:** Aumento progressivo da tensão com perda do padrão de proporcionalidade da curva.

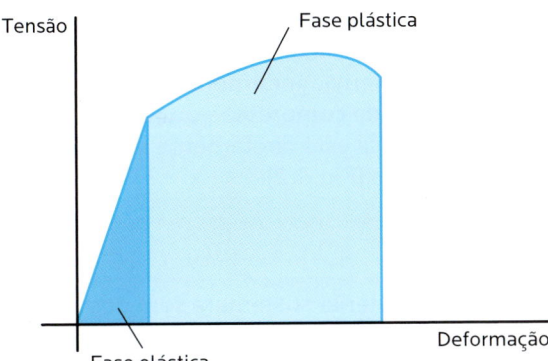

*Figura 1.2 – Representação gráfica da curva de tensão-deformação na fase elástica e na fase plástica.*

## RESISTÊNCIA DOS MATERIAIS

É a capacidade de os materiais acomodarem as tensões às quais são submetidos. Ao referir-se a propriedades de resistência, busca-se a tensão máxima necessária para causar uma fratura ou a tensão necessária para uma deformação pré-determinada. As propriedades de resistência são avaliadas a partir do limite de proporcionalidade, pois, a partir dessa fase, os materiais apresentam alterações permanentes.

### RESISTÊNCIA MÁXIMA

É a tensão máxima que um material pode suportar antes de fraturar. Pode ser aferida em testes de tração e de compressão, buscando a tensão máxima de tração ou tensão compressiva máxima. É obtida pela divisão da carga máxima aplicada pela área da secção transversal inicial do corpo de prova. De maneira geral, considera-se a dimensão do corpo no início de ensaio, porém, durante um teste de tração ou de compressão, o diâmetro da secção altera-se de acordo com o aumento progressivo da carga. Pequenas alterações no valor final do cálculo de resistência máxima são aceitas quando essas discrepâncias são insignificantes.

## PROPRIEDADES MECÂNICAS DA FASE ELÁSTICA

São as propriedades mecânicas dos materiais medidas durante a fase elástica da deformação. Durante essa fase, ao remover-se a carga aplicada sobre o corpo de prova, este volta às suas dimensões originais.

### MÓDULO DE ELASTICIDADE (E)

**FÓRMULA** $E = \dfrac{\text{Tensão}}{\text{Deformação}}$

É a medida da elasticidade de um material representando sua rigidez dentro da fase elástica. Ao projetar a tensão sobre a correspondente deformação no gráfico da curva tensão-deformação (Fig. 1.2), obtém-se o mesmo valor, para tensões abaixo do limite de proporcionalidade. Nessa fase, a deformação é totalmente reversível ou recuperada quando removida a força. Por não possuir dimensões de deformações, o módulo de elasticidade é registrado em MPa.

> **LEMBRETE**
> A inclinação da curva tensão-deformação indica a rigidez do material. Quanto menor a deformação ao progressivo aumento de carga, maior será o E, portanto, mais rígido é o material.

O módulo de elasticidade de um material é uma constante, não sendo afetado pela quantidade de tensão plástica ou elástica que possa ser induzida. Para o mesmo material, geralmente é encontrado o mesmo valor de E tanto em ensaios de compressão quanto em ensaios de tração, pois essa característica está diretamente relacionada às forças de ligações intermoleculares (Fig. 1.2).

## LIMITE DE PROPORCIONALIDADE (P)

É a maior tensão que um material sustentará sem desvios da proporcionalidade linear entre a tensão e a deformação. No diagrama tensão-deformação, a partir do ponto P, a curva torna-se não linear, portanto o material entrou em sua fase plástica. Antes do ponto P, indica que o material sofre uma deformação elástica (Fig. 1.4).

> **ATENÇÃO**
> O ponto P é o ponto crítico para o estudo dos materiais, pois indica o quanto um material pode suportar as cargas mastigatórias sem deformar-se e perder sua função.

## LIMITE DE ELASTICIDADE

É o máximo de tensão que o material suportará sem ocorrer deformação permanente. O limite de proporcionalidade e o limite de elasticidade representam a mesma tensão dentro de uma estrutura sendo utilizados como sinônimos quando se refere à tensão.
No entanto, eles diferem, porque enquanto um lida com a proporcionalidade da deformação, o outro descreve o comportamento elástico (Fig. 1.4).

## RESILIÊNCIA

> **LEMBRETE**
> A resiliência é importante na avaliação da quantidade de trabalho esperado de fios e molas ortodônticas durante a movimentação dos dentes.

Resiliência é a capacidade de um material absorver energia enquanto é deformado elasticamente. É mensurada por meio do cálculo da área abaixo da porção elástica da curva tensão-deformação (Fig. 1.3).

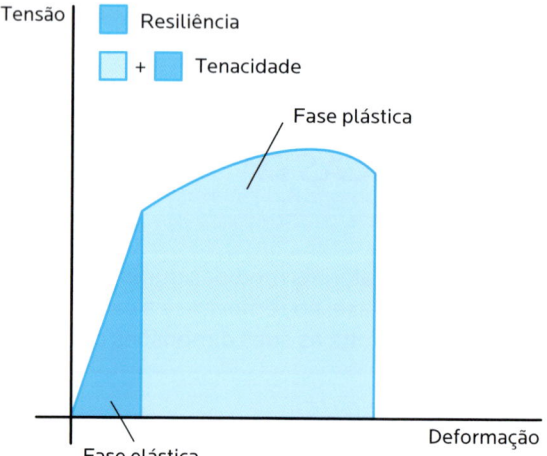

*Figura 1.3 – Representação gráfica da resiliência e da tenacidade. Comportamentos elástico e plástico do material.*

## PROPRIEDADES MECÂNICAS DA FASE PLÁSTICA

As propriedades mecânicas da fase plástica são aquelas presentes a partir do limite de elasticidade. A partir desse ponto, o material passa a apresentar deformações permanentes.

## LIMITE CONVENCIONAL DE ESCOAMENTO

É uma propriedade que representa o valor de tensão no qual uma pequena quantidade (até 0,2%) de deformação plástica tenha ocorrido. O valor percentual médio de deformação plástica de 0,1 ou 0,2% é convencionado arbitrariamente e atríbuído como **percentual de deformação estabelecido**. É determinado traçando uma linha paralela e abaixo da curva de tensão-deformação em sua porção constante, que parte do ponto de deformação preestabelecido (p. ex., 0,2%). O ponto onde a linha intercepta a curva de tensão-deformação é o limite de escoamento (Fig. 1.4).

## TENACIDADE

É a quantidade de energia aplicada sobre um material para que ocorra fratura. Corresponde à área total abaixo das porções elástica e plástica da curva tensão-deformação (Fig. 1.3). Até o momento da fratura, os materiais podem apresentar comportamento frágil e dúctil (Fig. 1.5). O valor da tenacidade depende da resistência e da ductibilidade. Quanto maior a resistência e maior a ductibilidade, maior será a tenacidade. Para situações dinâmicas com grandes taxas de deformação, a tenacidade pode ser avaliada mediante ensaios de impacto.

## TENACIDADE À FRATURA ($K_{1C}$)

A tenacidade à fratura é uma medida da absorção de energia de materiais friáveis, relacionada ao nível de estresse (tensão) antes de a fratura ocorrer. Características como resistência mecânica, resistência ao choque térmico e suscetibilidade ao desgaste erosivo são controladas por essa propriedade. Trata-se de um teste muito útil e simples, uma vez que a tenacidade está mais ligada aos fatores intrínsecos do material do que às variáveis na superfície do espécime, decorrentes do preparo da amostra (Quadro 1.2).

> **ATENÇÃO**
> Trincas decorrentes do uso em materiais restauradores, falhas no procedimento de acabamento e polimento e contatos prematuros podem potencializar o surgimento de fraturas catastróficas.

> **ATENÇÃO**
> Materiais com comportamento dúctil em testes estáticos podem apresentar comportamento frágil em ensaios dinâmicos.

**SAIBA MAIS**

Normas:[1,2]
- Izod: ASTM D256 (Método A) e ISO R180-A (entalhe em v) – espécime vertical;
- Charpy: ASTM D256 (Método B) e ISO R179-A (entalhe em v) – espécime horizontal.

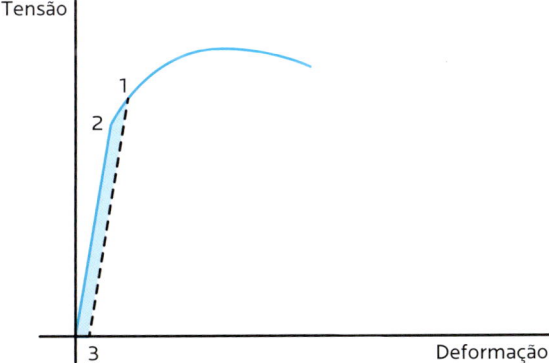

Figura 1.4 – Gráfico da tensão decorrente da deformação. 2, limite de proporcionalidade e limite de elasticidade; 1, limite convencional de escoamento; 3, projeção do limite de escoamento preestabelecido sobre o eixo de deformação.

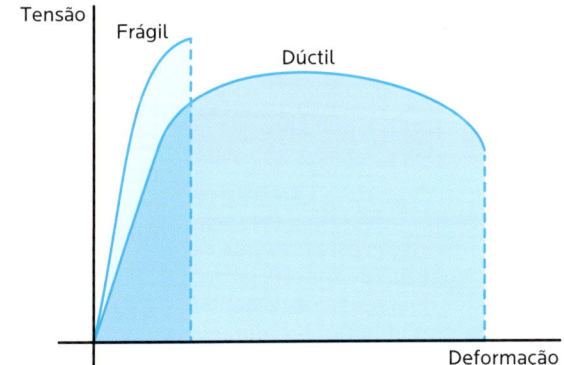

Figura 1.5 – Diferença de comportamento dúctil e frágil.

> **QUADRO 1.2** – **Ensaio de resistência ao impacto**
>
> Os ensaios mais utilizados para materiais odontológicos são o de Charpy e o de Izod. Em ambos, um pêndulo com peso é liberado de uma determinada altura e atinge o corpo de prova situado na porção mais inferior da curva do pêndulo. Após o impacto, o pêndulo continua seu movimento, e seu deslocamento revelará a energia absorvida pelo material. Quanto menor o deslocamento do martelo após o impacto, maior a energia absorvida. Os corpos de prova possuem um entalhe predeterminado geralmente em forma de "V" ou "U". A diferença entre os dois tipos de ensaio é o posicionamento do corpo de prova.

## *DUCTILIDADE*

É a capacidade de um material de resistir à força de tração, formando uma estrutura afilada, sem haver ruptura. Pode ser aferido por meio do percentual de alongamento após a fratura, calculando a redução do diâmetro do corpo na região fraturada, ou do teste de flexão a frio. Assim como a maleabilidade, é uma propriedade característica de metais e ligas metálicas. Entre os metais, destacam-se o ouro, a prata e a platina.

## *MALEABILIDADE*

É a propriedade de um material de resistir a cargas de compressão formando uma estrutura de disco (laminado ou chapa), sem haver ruptura. Entre os materiais de interesse na odontologia, o ouro e a prata são os metais nobres mais maleáveis. O cobre também apresenta significativa maleabilidade.

# *MECÂNICAS DE SUPERFÍCIE*

## *DUREZA*

> **ATENÇÃO**
>
> Atualmente os ensaios de dureza, tração e cisalhamento são realizados com corpos de prova e dispositivos testes com escalas menores, sendo, portanto, chamados de microdureza, microtração e microcisalhamento.

É definida como a resistência à endentação ou à penetração permanente na superfície, ou seja, é a medida da resistência superficial de um material à deformação plástica. É uma maneira simplificada de definir se um material é duro ou macio, mensurada como força por unidade de área. Em odontologia, pode ser um bom indicativo de facilidade de acabamento de materiais restauradores e de resistência de uso. Tratamentos restauradores com bons polimentos superficiais são menos acometidos por rugosidades e, consequentemente, menos sucetíveis a trincas e falhas, além de proporcionar melhor estética.

## *FRICÇÃO*

> **LEMBRETE**
>
> A fricção está presente na rugosidade superficial dos implantes dentários, o que, dentre outros fatores importantes, diminui a movimentação e favorece a osseointegração. Em ortodontia, o deslize do fio metálico dentro da canaleta do braquete também gera atrito e resistência friccional, sendo determinante para a mecânica e andamento do tratamento.

Resulta da união de moléculas de duas superfícies em contato, sendo definida como a força de oposição ao movimento de dois objetos em contato. A direção de força é tangente à interface comum de duas superfícies. É classificada como atrito cinético, durante o deslocamento do objeto, e atrito estático, que previne o início da movimentação.

## QUADRO 1.3 – Ensaio de microdureza

O ensaio de microdureza é aplicado em odontologia para produzir endentações microscópicas, considerando as dimensões dos procedimentos realizados.
Os métodos utilizados são microdureza **Vickers** e **Knoop** (Fig. 1.6). São utilizadas cargas menores pelo fato de a maioria dos materiais utilizados possuírem fases de partículas menores, como as resinas nanoparticuladas, as quais possuem nanopartículas que seriam "desconsideradas" na leitura de um ensaio de dureza tradicional.
A realização do teste consiste em penetrar um endentador de tamanho e forma conhecida em uma superfície plana. O preparo do corpo de prova deve ser criterioso para gerar uma superfície plana e lisa, permitindo que a leitura da endentação seja clara e facilitando a visualização das margens da endentação ao microscópio.

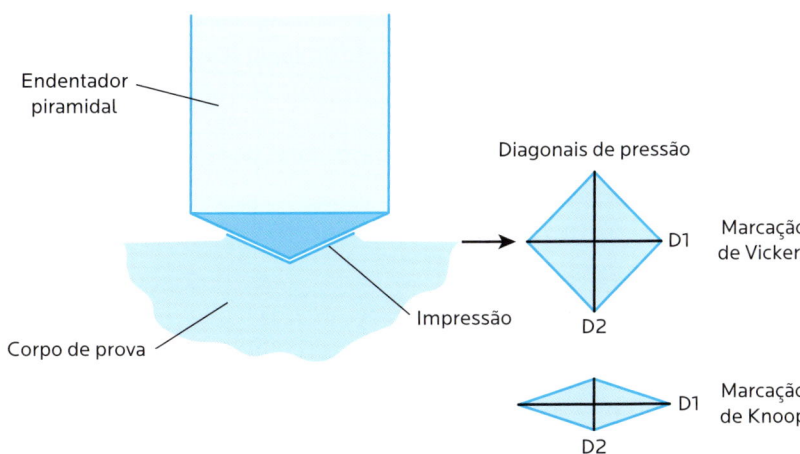

Figura 1.6 – Endentação de Vickers e Knoop.

## DESGASTE

É a perda de material resultante do contato entre dois ou mais materiais. No caso dos sólidos, apenas as porções mais salientes entram em contato. Quando em função no meio bucal, o desgaste não é uma propriedade desejada. Já em procedimentos de acabamento e polimentos de restaurações, essa propriedade é desejada. Observa-se frequentemente nos pacientes um desgaste dentário ocasionado pela escovação inadequada. O uso concomitante de escovas com cerdas duras e cremes dentais com abrasivos, associado à utilização de força durante a escovação, pode causar um tipo de desgaste conhecido como desgaste por abrasão.

**Bruxismo**

É a perda de estrutura dentária. Processo patológico multifatorial, geralmente ligado a estresse e má-oclusão, que acarreta o desgaste das estruturas dentais em elementos antagonistas por pressão e fricção constante.

# TENSÃO E ENSAIOS DE RESISTÊNCIA

## TENSÃO DE TRAÇÃO

É causada por uma força que tende a alongar o corpo e está sempre acompanhada por uma deformação de tração. As forças aplicadas estão na mesma direção, porém com sentidos opostos de afastamento.

## QUADRO 1.4 – Ensaio de resistência à microtração

O ensaio de tração é realizado em interfaces adesivas buscando quantificar a resistência de união que um adesivo pode proporcionar entre duas superfícies.
A realização do ensaio de microtração consiste em posicionar um corpo de prova em um dispositivo e gerar uma carga afastando as extremidades. O momento da fratura indica a resistência máxima adesiva. Ensaios de menores proporções são muito utilizados em Odontologia (Quadro 1.5).

## QUADRO 1.5 – Fatores que levaram as pesquisas para uma escala menor

| Microtração e microcisalhamento | Microdureza |
|---|---|
| Superfície menor e consequente menor possibilidade de defeitos na superfície adesiva, reduzindo as variáveis decorrentes do uso de áreas extensas | Maior aproveitamento da superfície de cada corpo de prova |
| Possibilidade de usar um menor número de dentes e um maior número de corpos de prova | Considera as microestruturas dos materiais |

## TENSÃO DE COMPRESSÃO

**LEMBRETE**
A tensão de compressão é aplicada principalmente em amálgama, cerâmicas, resinas e substratos dentários.

Ocorre quando um corpo é colocado sob uma carga com tendência de encurtá-lo. Portanto, as forças aplicadas devem estar na mesma direção e com sentidos opostos de aproximação (Fig. 1.8). Está presente no ambiente bucal, principalmente durante o processo mastigatório, porém não totalmente isolada.

## TENSÃO DE CISALHAMENTO

Ocorre quando uma porção plana de um material desliza sobre outra porção. É produzida por duas forças paralelas de mesmo sentido, porém com direções opostas.

Em uma situação clínica, dificilmente ocorrerá uma fratura puramente por tensão de cisalhamento, em razão da ausência de uma superfície totalmente plana, e também da ausência de uma força que seja aplicada exatamente na interface adesiva.

## TENSÃO POR FLEXÃO

**LEMBRETE**
A tensão por flexão está presente durante a mastigação em pacientes que utilizam próteses fixas de três ou mais elementos com dois pilares e em casos protéticos nos quais há cantilever.

Ocorre quando se pressiona um corpo de prova ancorado inferiormente ou quando se aplica uma força sobre a extremidade de uma barra com a extremidade oposta fixa. A forma do corpo de prova (barra ou disco), o número de pontos de aplicação de força (um ou dois) e o tipo de ancoragem inferior estabelecem variações no ensaio flexural (dois rolamentos ou três esferas). A tensão por flexão é importante para avaliar materiais utilizados em bases de próteses, materiais cerâmicos para próteses fixas e resinas para restaurações diretas e indiretas, além de resinas utilizadas para confecção de provisórios.

## QUADRO 1.6 – Ensaio de resistência à compressão

Aplica-se uma força axial em um corpo de prova com tamanho pré-definido, com o objetivo de encurtá-lo. Geralmente o corpo de prova possui forma cilíndrica, sendo que uma das bases é apoiada em um dispositivo da máquina, enquanto a outra base recebe a carga.
Durante a realização do teste, o corpo de prova recebe uma carga que é distribuída uniformemente pela secção transversal do espécime. O conhecimento das características dúctil ou frágil do material é extremamente necessário antes de realizar o ensaio de compressão (Fig. 1.7). Esse ensaio é utilizado para gerar um dado comparativo em materiais frágeis. O atrito gerado entre o corpo de prova e o dispositivo de ensaio, além da aferição da força compressiva em materiais dúcteis, é a maior dificuldade do ensaio.

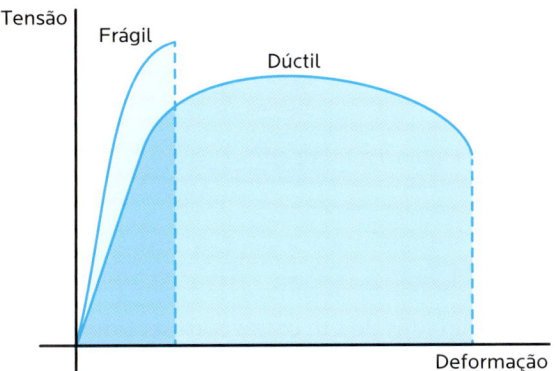

Figura 1.7 – Diferença de comportamento dúctil e frágil.

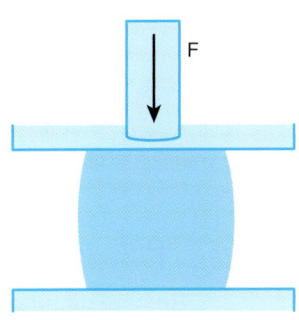

Figura 1.8 – Aplicação de carga em um ensaio de compressão.

## QUADRO 1.7 – Ensaio de resistência ao microcisalhamento

Ao aplicar uma força em uma interface adesiva de um braquete ortodôntico, paralela ao esmalte dental, o braquete poderá se soltar por uma falha gerada por tensão de cisalhamento. Em casos de interface adesiva, para alcançar uma falha puramente por tensão de cisalhamento, a força deve ser aplicada o mais próximo possível da interface. Quanto mais distante desta interface, maior a chance de falha por indução de tensão de tração.
Não há padrão de forma para o corpo de prova. Cada corpo de prova é desenhado de maneira a atender as necessidades do ensaio e do dispositivo disponível para o teste. Assim como ocorre na maioria dos ensaios, a velocidade de aplicação da carga deve ser lenta, para não afetar os resultados.

## QUADRO 1.8 – Ensaio de resistência à flexão (resistência transversa)

Representado por uma **barra** apoiada inferiormente em pontos próximos de suas extremidades (resistência flexural uniaxial) (Fig. 1.9) ou por um **disco** apoiado em três pequenas esferas equidistantes de maneira triangular (resistência flexural biaxial).
O teste de resistência à flexão em barra cria três tipos de tensões no corpo de prova. Na parte superior da barra, onde a força é aplicada, ocorre aproximação das moléculas, caracterizando uma tensão compressiva. Na porção inferior, ocorre um afastamento das moléculas, gerando uma tensão de tração. Na parte média do corpo de prova, encontra-se o eixo neutro, formado pelo encontro das tensões das porções superior e inferior. Na região dos apoios, ocorrem tensões de cisalhamento, porém não são determinantes para a falha do espécime.
Normas ISO 4049 para resinas[3] e ISO 6872 para materiais cerâmicos.[4]

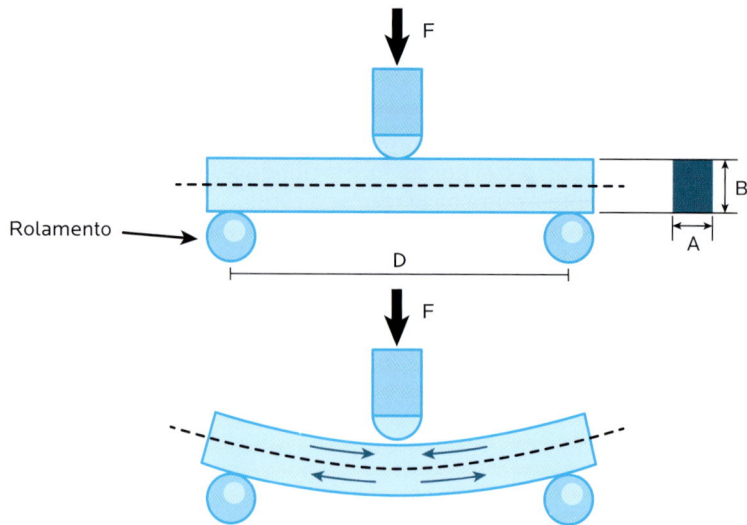

*Figura 1.9 – Representação da distribuição das forças em um ensaio de flexão uniaxial de três pontos.*

## TENSÃO POR TORÇÃO

Resulta da rotação das extremidades de um corpo com sentidos opostos. Os resultados da torção resultam em tensão de cisalhamento e rotação do espécime.

Quando os intrumentos endodônticos são colocados em função e girados dentro do canal do dente, estão submetidos à torção.

# Materiais para moldagem

*BETSY KILIAN MARTINS LUIZ*
*MARCELO CARVALHO CHAIN*

Os materiais de moldagem são importantes e muito utilizados na odontologia. Sua finalidade é a reprodução de estruturas bucais, dentre elas os dentes para a realização de trabalhos restauradores que necessitem de uma etapa laboratorial. Para a obtenção de uma boa moldagem, o material empregado deve reproduzir com fidelidade e executar com exatidão a réplica dos tecidos extra ou intrabucais, devendo preencher os seguintes requisitos:

- ter fluidez necessária para adaptar-se aos tecidos bucais;
- ter viscosidade suficiente para ficar contido na moldeira que o leva à boca;
- transformar-se em um material borrachoide com um tempo de presa de aproximadamente 7 minutos quando levado à boca;
- não se distorcer ou rasgar quando removido da boca;
- manter estabilidade dimensional para poder ser vazado e produzir um modelo de gesso com fidelidade.

**OBJETIVOS DE APRENDIZAGEM**

- Conhecer os principais termos técnicos associados aos materiais de moldagem
- Classificar os diferentes materiais de moldagem
- Apresentar a composição e as propriedades dos diversos materiais de moldagem

## DEFINIÇÕES IMPORTANTES NOS PROCEDIMENTOS DE MOLDAGEM

A construção de modelos é uma etapa importante em diversos procedimentos clínicos em odontologia. Os modelos podem ser confeccionados em gesso a partir do vazamento sobre uma moldagem da arcada dentária. Sobre eles, o profissional planeja e constrói restaurações indiretas, próteses e aparelhos ortodônticos, pois um dos requisitos básicos do modelo é ser a reprodução fiel das estruturas bucais. A seguir, são apresentados alguns conceitos importantes relativos aos materiais de moldagem.

**MOLDAGEM:** Procedimento clínico de impressão utilizado para a obtenção do molde, que é a cópia negativa utilizada para a obtenção do modelo de gesso.

**MOLDEIRA:** Dispositivo utilizado para levar o material de moldagem à boca. Existem dois tipos de moldeiras: a **moldeira de estoque**, que é pré-fabricada, geralmente de metal ou de plástico, disponível no mercado sob forma padronizada, e a **moldeira individual**, confeccionada em laboratório ou mesmo no consultório pelo profissional. A moldeira individual, geralmente de resina acrílica, apresenta melhor fidelidade na reprodução de detalhes e melhor adaptação, por ser personalizada.

**MOLDE:** Reprodução, cópia negativa da arcada dentária e de estruturas vizinhas, cuja finalidade é a obtenção de um modelo.

**MODELO:** Cópia/réplica positiva da estrutura bucal obtida em gesso.

**MODELO DE TRABALHO:** Reprodução tridimensional detalhada da arcada dentária e de estruturas vizinhas ou mesmo de estruturas extraorais. Confeccionado em material de alta dureza, tal como gesso especial tipo III e IV, é empregado como base para construção de aparelhos ortodônticos ou protéticos.

**TROQUEL:** Modelo individual de um dente ou grupo de dentes que pode ser deslocado de um modelo total da arcada dentária. O troquel é confeccionado com gesso-pedra tipo IV, sendo que sobre ele é realizado o enceramento ou mesmo a aplicação de porcelana na fase de confecção do trabalho definitivo de prótese.

> **LEMBRETE**
> Uma grande vantagem da moldeira individual é possibilitar a racionalização no uso do material, pois possibilita a utilização de uma camada homogênea de material de moldagem e, com isso, preserva sua estabilidade dimensional.

# CLASSIFICAÇÃO DOS MATERIAIS DE MOLDAGEM

Os materiais de moldagem são classificados de acordo com sua elasticidade (elásticos e anelásticos) e subdivididos de acordo com o tipo de reação que sofrem (presa química e presa física) (Quadro 2.1).

Os materiais de moldagem anelásticos exibem uma quantidade insignificante de deformação elástica quando submetidos às tensões de tração ou de dobramento. Eles tendem a se fraturar sem exibir qualquer deformação plástica se as forças aplicadas excederem a sua resistência a tração, cisalhamento ou compressão. Esses materiais incluem o gesso Paris (em desuso), a godiva e a pasta de óxido de zinco e eugenol (pasta ZOE). Sua reação de presa pode ser química, por intermédio da ativação de um reagente, ou física, como no caso das godivas, cuja plastificação ocorre pelo calor.

Os materiais de moldagem elásticos enquadram-se na segunda categoria dos materiais utilizados nos procedimentos de moldagem. Eles reproduzem com precisão de detalhes as estruturas intraorais (tecidos duros e moles), incluindo áreas retentivas e espaços interproximais. Embora possam ser utilizados em bocas edêntulas, são mais empregados na confecção de modelos para próteses fixas e removíveis, assim como em restaurações unitárias indiretas. Sua presa pode ocorrer por reação química, como no caso dos alginatos e elastômeros, ou por reação física, como no caso dos hidrocoloides reversíveis.

> **ATENÇÃO**
> Em razão da baixa capacidade de suportar deformação elástica sem sofrer fratura, a indicação clínica dos materiais anelásticos é limitada, sendo geralmente usados em pacientes edentados.

## QUADRO 2.1 – Classificação dos materiais de moldagem

| Reação/ Elasticidade | Química | Física |
| --- | --- | --- |
| Elásticos | Alginato<br>Elastômeros | Hidrocoloide reversível |
| Anelásticos | Pasta ZOE<br>Gesso | Godiva<br>Cera |

## MATERIAIS DE MOLDAGEM ANELÁSTICOS

### GODIVA

A godiva é um material pesado, constituído basicamente de ceras e resinas termoplásticas, destinado primariamente a moldar pacientes edentados. Como é um material plastificado, é amolecido pelo calor, colocado em uma moldeira e posicionado na área a ser moldada. Nessa fase, ele é pressionado de encontro aos tecidos para poder reproduzi-los. Após alguns minutos, quando retorna à temperatura ambiente, torna-se rígido e pronto para ser removido da boca e vazado com gesso. As principais aplicações da godiva são apresentadas no Quadro 2.2.

**LEMBRETE**

Uma vez enrijecida, a godiva não tem flexibilidade, motivo pelo qual não pode ser utilizada em áreas retentivas.

### COMPOSIÇÃO

Geralmente, as godivas são compostas por uma combinação de ceras e resinas termoplásticas, cargas e agentes corantes. Os principais componentes das godivas são:

- ceras;
- resinas termoplásticas;
- plastificantes (ácido esteárico ou glicerina), os quais melhoram a plasticidade e o manuseio;
- agentes de carga, que garantem a viscosidade da godiva a uma temperatura acima daquela da boca e aumentam sua rigidez à temperatura ambiente;
- agentes corantes.

**SAIBA MAIS**

De acordo com a especificação nº 3 da Associação Dentária Americana (ADA),[1] as godivas podem ser classificadas em Tipo I (para moldagem) e Tipo II (para moldeira).

## QUADRO 2.2 – Principais aplicações das godivas em odontologia

- Moldagem preliminar em pacientes edentados, que é o molde inicial para confecção do modelo de trabalho em prótese total.
- Selamento periférico em moldagens de desdentados, para reproduzir o fundo de sulco e as inserções de músculos e freios na moldagem final em prótese total.
- Fixação de grampos em isolamentos absolutos.
- Estabilização de tiras matrizes individuais em procedimentos restauradores.
- Registro das superfícies oclusais de dentes superiores para a tomada do arco facial na montagem do modelo superior na montagem do articulador semiajustável (ASA).

## PROPRIEDADES

**TERMOPLASTICIDADE E CONDUTIVIDADE TÉRMICA:** A termoplasticidade, propriedade que possibilita ao material ser plastificado pelo aquecimento, é um pré-requisito das godivas. A plasticidade da godiva é reduzida durante o resfriamento. O material amolecido permanece plastificado durante a impressão, de modo que os detalhes do tecido mole podem ser reproduzidos. A seguir, solidifica-se lentamente até atingir a temperatura da boca, em torno de 36°C.

A baixa condutividade térmica indica um longo tempo necessário para que o material possa ser aquecido ou resfriado, e é importante que a godiva seja uniformemente amolecida no momento de ser assentada na moldeira e totalmente resfriada antes de ser removida da boca. A manutenção do calor durante o tempo adequado para a realização da moldagem, em toda a extensão do material, é importante para que a plastificação seja uniforme. O amolecimento durante a plastificação e o enrijecimento na solidificação ocorrem de fora para dentro do material, sendo por essa razão denominados plastificação e solidificação centrípetas.

**ESCOAMENTO (TIPO I):** O escoamento deve ser de no mínimo 85% a 45°C e no máximo 6% a 37°C.[1] O material deve escoar de forma a se conformar aos tecidos, duplicando os detalhes e os pontos de referência tecidual. Contudo, se houver excesso de escoamento na temperatura da boca, poderão ocorrer distorções na moldagem durante sua remoção. Para minimizar a distorção, deve-se aguardar o resfriamento do material antes da sua remoção da boca e confeccionar o modelo brevemente.

**RIGIDEZ/ANELASTICIDADE:** Este material apresenta alta rigidez e baixa elasticidade quando solidificado.

**LIBERTAÇÃO DE TENSÕES INDUZIDAS:** A aplicação de pressão quando o material não está adequadamente plastificado poderá provocar a formação de tensões residuais no molde (Fig. 2.1). Por isso, o vazamento do molde de godiva deve ser imediato, ou seja, na primeira hora.

**ESTABILIDADE DIMENSIONAL:** Alto coeficiente de expansão térmica linear (CETL): contração de até 0,3% da temperatura bucal à ambiente (25°C).

**REPRODUÇÃO DE DETALHES:** É um material que proporciona uma baixa reprodução de detalhes.

## MANIPULAÇÃO

Os equipamentos necessários para a manipulação da godiva são o plastificador, as moldeiras para godiva, a lamparina a álcool e o gral de borracha, como mostra a Figura 2.2. Os aspectos a serem considerados na plastificação da Godiva são apresentados no Quadro 2.3.

O preenchimento da moldeira deve ser feito com a distribuição homogênea do material. O aquecimento deve ser uniforme, com a manutenção da temperatura até o momento de ser levado à boca. Em seguida, posiciona-se o conjunto moldeira material centralizado na boca do paciente, fazendo uma compressão constante e uniforme. O molde deve ser mantido na boca pelo tempo suficiente para a solidificação uniforme do material.

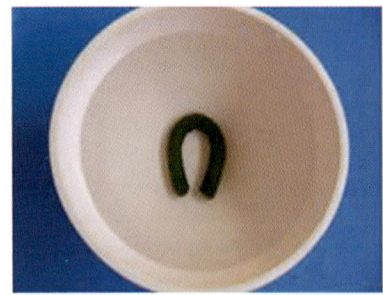
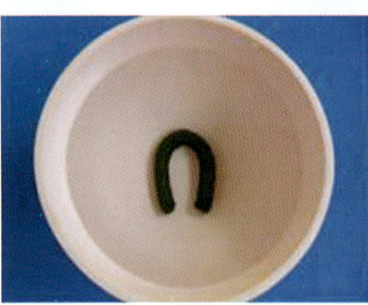

*Figura 2.1 – Libertação de tensões residuais na godiva após sua solidificação.*

**ATENÇÃO**

Quando a chama é empregada, a godiva não deve ferver ou entrar em ebulição, uma vez que seus componentes são voláteis. A imersão prolongada (superaquecimento em água) também não é indicada, pois o material pode se tornar friável ou granuloso se algum de seus componentes de baixo peso molecular for eliminado.

**LEMBRETE**

A desinfecção do molde pode ser feita pela imersão em hipoclorito de sódio a 1% por 10 minutos.

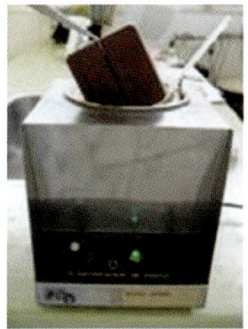 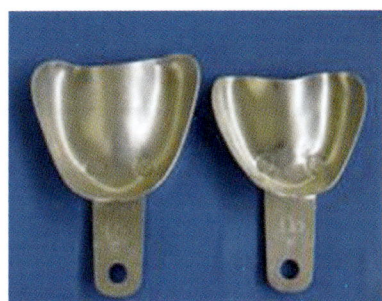 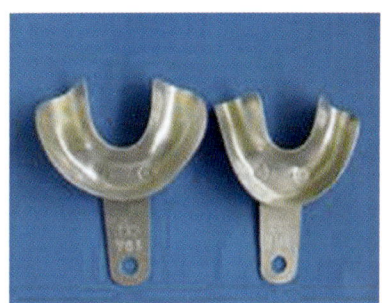

*Figura 2.2 – Plastificador e moldeiras utilizadas para a moldagem com godiva.*

## QUADRO 2.3 – Aspectos importantes da plastificação da godiva

- Temperatura de 55 a 65°C
- Calor úmido (plastificador) ou
- Calor seco (lamparina)
- Aquecimento uniforme
- Evitar o superaquecimento ou queima do material

### CONFECÇÃO DO MODELO

Faz-se o encaixotamento, com a delimitação do molde usando cera e papel tipo cartolina. A seguir, seleciona-se o tipo de gesso de acordo com a finalidade do modelo; geralmente dá-se preferência para o gesso tipo III (pedra) para a confecção do modelo de trabalho. O vazamento sobre o molde de godiva deve ser imediato e com vibração moderada. A separação do conjunto molde/modelo deve ser feita após aproximadamente 60 minutos do vazamento do gesso, para que este adquira resistência máxima. Esse procedimento deve ser realizado com um leve aquecimento da godiva.

### APRESENTAÇÃO COMERCIAL

A godiva pode se apresentar em barras ou em bastões, como mostra a Figura 2.3.

### PASTA ZINCOENÓLICA

A pasta zincoenólica, também conhecida como pasta de óxido de zinco e eugenol (ZOE), é um material de moldagem anelástico, ou seja, após sua presa, que ocorre por reação química, apresenta alta rigidez. Por esse motivo, é utilizada para a moldagem de arcadas edêntulas, em conjunto com um material que tenha a capacidade de afastar os tecidos, como a godiva. Portanto, seu uso ocorre da seguinte forma: primeiro o paciente é moldado com godiva; a seguir, confecciona-se um modelo de gesso (modelo de trabalho) e, sobre ele, uma moldeira personalizada de resina acrílica, a qual será então utilizada para moldar novamente o paciente com pasta zincoenólica. Em suma, essa pasta é usada como forramento corretivo da moldagem preliminar feita em godiva quando não se conseguiu reproduzir detalhes importantes.

### COMPOSIÇÃO

A pasta zincoenólica é apresentada em forma de duas pastas separadas (Quadro 2.4). Uma delas contém óxido de zinco e um óleo

**SAIBA MAIS**

A godiva pode ser plastificada em micro-ondas, imersa em água, na potência média, durante o tempo de 6 minutos.

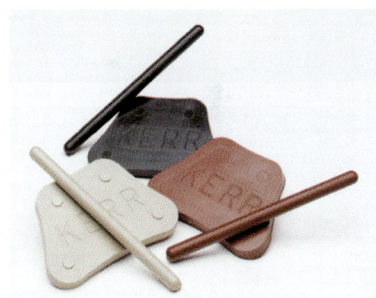

*Figura 2.3 – Apresentação comercial da godiva.*

**LEMBRETE**

A pasta zincoenólica, por ter alta fluidez, tem alta capacidade de reprodução de detalhes.

## QUADRO 2.4 – Composição básica sumarizada da pasta zincoenólica

| Pasta-base | Pasta ativadora |
|---|---|
| • Óxido de zinco: 87%<br>• Óleo mineral: 13%<br>• Acetato de zinco | • Eugenol 12%<br>• Colofônia 50%<br>• Excipiente 20%<br>• Solução aceleradora e corante 5% |

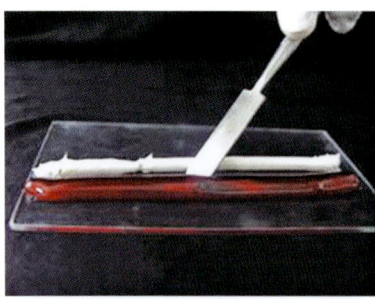

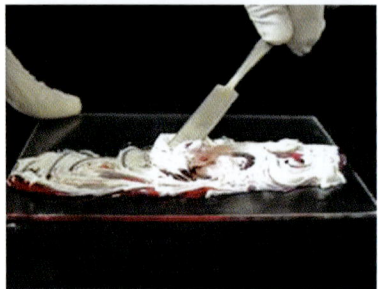

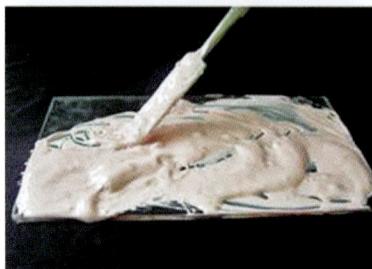

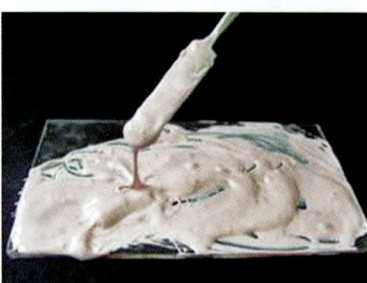

*Figura 2.4 – Manipulação da pasta ZOE até a obtenção de coloração uniforme e fluidez adequada para moldagem.*

vegetal ou mineral, enquanto a outra possui eugenol e resina. O óleo vegetal ou mineral age como plastificador e auxilia na neutralização do eugenol, que é um irritante tecidual.

O óxido de zinco empregado na fórmula deve ser micropulverizado e desidratado (contendo uma pequena quantidade de água), a fim de facilitar a reação de presa. O óleo de cravo, que contém de 70 a 80% de eugenol, algumas vezes é empregado como substituto deste, porque reduz a sensação de queimação relatada pelo paciente quando a pasta entra em contato com os tecidos moles.

A adição de resina (colofônia) a uma das pastas facilita a velocidade da reação e permite que o produto final seja mais cremoso e homogêneo. Bálsamos são utilizados como diluentes, aumentando o escoamento da pasta, o que facilita a espatulação. Algumas substâncias, como partículas de carga, ceras ou substâncias inertes (p. ex., caolin, talco e terra diatomácea), são adicionadas para que as pastas tenham uma adequada consistência antes da presa. Os sais solúveis podem agir como aceleradores de presa, podendo ser o acetato de zinco, cloreto de zinco, álcoois primários ou ácidos acéticos.

### MANIPULAÇÃO

A espatulação é feita em placa de vidro ou em bloco de papel impermeável, dosando-se quantidades iguais em comprimento das pastas. A manipulação é feita com espátula de aço flexível (espátula de manipulação número 72), por aproximadamente um minuto ou até a obtenção de uma coloração uniforme, como mostra a Figura 2.4.

### REAÇÃO QUÍMICA

O mecanismo de presa das pastas ZOE consiste na hidrólise do óxido de zinco e na subsequente reação entre o hidróxido de zinco e o eugenol, da seguinte forma:

**FÓRMULA**

$$ZnO + H_2O \rightleftarrows Zn(OH)_2$$

$$\underbrace{Zn(OH)_2}_{\text{Base}} + \underbrace{2HE}_{\substack{\text{Ácido}\\\text{(Eugenol)}}} \rightleftarrows \underbrace{ZnE_2}_{\substack{\text{Sal}\\\text{(Eugenolato de zinco)}}} + 2H_2O$$

A água é necessária para iniciar a reação e é também um subproduto da mesma. A reação é denominada autocatalítica e ocorre rapidamente em meio úmido. A reação de presa é acelerada pela presença de acetato diidratado de zinco, que é mais solúvel do que o hidróxido de zinco, provendo íons de zinco mais rapidamente para a reação. O ácido acético é um catalisador mais reativo que a água, pois aumenta a velocidade de formação de hidróxido de cálcio. A alta temperatura ambiente também acelera a sua reação de presa.

## PROPRIEDADES

**TEMPO DE PRESA:** Os tempos de presa são definidos pela especificação nº 16 da ADA para pastas ZOE de moldagem.[2] O tempo de presa inicial, assim como o tempo de trabalho que vai desde a espatulação, o carregamento da moldeira e seu assentamento na boca, pode variar de 3 a 6 minutos. Já o tempo de presa final, definido como o tempo decorrido até que o material tenha resistência suficiente para ser removido da boca, é de aproximadamente 10 minutos para os materiais do tipo I (duros) e de 15 minutos para os do tipo II (macios). Alguns dos fatores que podem alterar o tempo de presa são descritos no Quadro 2.5.

**ESCOAMENTO:** O escoamento de uma pasta é medido em termos de fluidez ou aumento de seu diâmetro em milímetros, quando uma força é aplicada sobre uma placa que prensa o material em diferentes intervalos de tempo. Varia de acordo com seu tempo de presa, devendo ter um escoamento suficiente para a reprodução de detalhes e que diminua progressivamente com seu tempo de presa.

**ESTABILIDADE DIMENSIONAL:** A estabilidade dimensional das pastas zincoenólicas é bastante satisfatória. Uma contração muito baixa (< 0,1%) pode ocorrer durante a presa, sendo considerada insignificante.

## DESVANTAGENS

Uma das principais desvantagens da pasta ZOE é a possibilidade de produzir no paciente a sensação de queimação, causada pelo contato do eugenol com os tecidos. Além disso, a reação da pasta ZOE nunca é completa, resultando na liberação de eugenol. Alguns pacientes reclamam do gosto ruim da pasta. Sua pegajosidade à pele e aos instrumentos também é desvantajosa.

## APRESENTAÇÃO COMERCIAL

Apresenta-se comercialmente na forma de duas pastas, a pasta-base, que tem coloração esbranquiçada, e a pasta catalisadora, que geralmente é de cor avermelhada (Fig. 2.5).

**LEMBRETE**

As pastas zincoenólicas devem constituir um molde que não se deforme nem se frature no momento em que o material é removido da boca do paciente. Para tanto, a pasta deve apresentar rigidez na temperatura da boca.

**SAIBA MAIS**

Em razão das desvantagens da pasta zincoenólica, foi criada a pasta de óxido de zinco sem eugenol, a qual utiliza um material que produz reação similar a do ZOE, uma reação de saponificação, produzindo um saponáceo insolúvel.

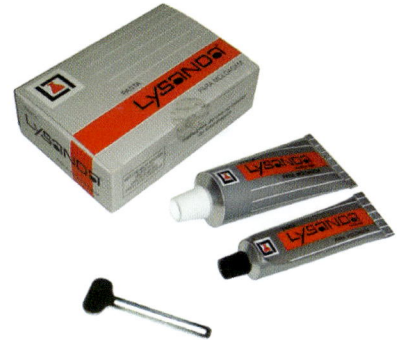

*Figura 2.5 – Apresentação comercial da pasta ZOE.*

## QUADRO 2.5 – Fatores que podem alterar o tempo de presa

- Alteração na proporção das pastas, o que pode aumentar ou reduzir a velocidade de presa (dependendo da pasta em que foi colocado o acelerador).
- Adição de um acelerador como o acetato de zinco ou de uma gota de água na pasta que contém eugenol antes da mistura, o que pode reduzir o tempo de presa.
- Resfriamento da placa e da espátula de manipulação, que pode aumentar o tempo de presa.
- Adição de óleos e ceras inertes durante a manipulação, o que pode prolongar o tempo de presa (p. ex., azeite, óleo mineral e vaselina).

### QUADRO 2.6 – Outras aplicações clínicas das pastas de óxido de zinco e eugenol

| Cimento cirúrgico | Pasta para registro de mordida |
|---|---|
| Após algumas cirurgias periodontais, a pasta ZOE pode ser colocada sobre a ferida para auxiliar na retenção de medicamentos e promover a cicatrização. A composição do cimento cirúrgico é a mesma das pastas de moldagem, porém os cimentos são geralmente mais macios e apresentam um menor tempo de presa. O produto final deve ter consistência rígida para resistir à mastigação, mas não tão friável que possa ser removido mediante força localizada. | Dos materiais empregados para registrar as relações oclusais entre os dentes, as pastas ZOE são frequentemente usadas como material de registro na confecção de próteses totais, parciais fixas ou removíveis. Na sua composição, plastificadores como vaselina são geralmente adicionados à fórmula da pasta com a finalidade de reduzir a adesão desta aos tecidos. O registro feito com a pasta ZOE é mais estável do que aqueles feitos com cera. |

## MATERIAIS ELÁSTICOS

### ÁGAR OU HIDROCOLOIDE REVERSÍVEL

Os coloides são frequentemente classificados como o quarto estado da matéria, ou estado coloidal, em razão de sua estrutura tridimensional, constituição e reação. A fim de melhor compreendermos isso, segue uma pequena revisão sobre diferentes estados da matéria:

Dispersões são sistemas em que uma substância está disseminada no meio sob a forma de pequenas partículas em uma segunda substância, como no caso do sal em água. As moléculas do sal (soluto) se dispersam uniformemente na água (solvente). Não há nenhuma separação visível entre o soluto e o solvente; no entanto, se o sal for substituído por partículas maiores e visíveis, como areia, que não se solubiliza no solvente (água), o sistema passa a ser denominado **suspensão**. Caso as partículas dispersas em água sejam líquidas (p. ex., óleo vegetal), o sistema é denominado **emulsão**. As partículas suspensas, ou gotas de líquido, não se difundem e tendem a se separar do meio, a não ser que sejam mantidas mecânica ou quimicamente. Em um ponto entre as pequenas moléculas da solução e as partículas da suspensão, existe uma solução coloidal ou sol.

O hidrocoloide reversível é um material de baixa popularidade, principalmente no Brasil. Trata-se de um dos primeiros materiais de moldagem utilizados em odontologia, mas, como requer aparatologia específica para a utilização e técnica complexa, passou a ser substituído por outros materiais de moldagem elásticos. O hidrocoloide reversível é constituído basicamente por ágar, que é um coloide hidrofílico orgânico (polissacarídeo) extraído de certas algas marinhas. Seu método de geleificação é um processo de solidificação no qual a mudança física de sol para gel, e vice-versa, é induzida pela alteração da temperatura. Cabe ressaltar, entretanto, que o gel hidrocoloide não retorna ao seu estado de sol na mesma temperatura em que se "solidifica". O gel necessita ser aquecido a uma temperatura mais alta, designada como temperatura de liquefação

(70 a 100°C), para retornar à sua condição de sol. Quando resfriado, o material permanece como sol muito abaixo da temperatura de liquefação, transformando-se em gel entre 37 e 50°C.

**TÉCNICA** O emprego do hidrocoloide reversível envolve um procedimento dividido em três etapas. A primeira é liquefazer o material e mantê-lo em estado de sol. O material é fornecido em um tubo em forma de gel, à temperatura ambiente. Imediatamente antes da moldagem, é feita a segunda etapa, na qual esse material geleificado é assentado em uma moldeira e condicionado a uma temperatura passível de ser suportada pelos tecidos bucais. Uma vez que o material é assentado à boca, segue a terceira etapa, na qual o material deve ser resfriado a fim de que ocorra rapidamente a geleificação. Para isso, faz-se circular água pela moldeira até complementar o processo. A moldeira é então removida, e o molde é vazado.

> **ATENÇÃO**
> A técnica de moldagem com ágar é bastante complexa e requer equipamento específico para liquefazer e condicionar o material.

## ALGINATO OU HIDROCOLOIDE IRREVERSÍVEL

No final do século passado, um químico escocês observou que algas marrons produziam um extrato mucoso o qual chamou de algin. Essa substância foi mais tarde identificada como um polímero linear com inúmeros grupamentos de ácido carboxílico, conhecido também como ácido algínico.

Com a escassez do ágar na Segunda Guerra Mundial, inúmeras pesquisas foram necessárias para encontrar um material de moldagem substituto. O resultado foi o hidrocoloide irreversível ou alginato, assim chamado devido à reação química do ácido algínico. Seu sucesso foi imediato graças a aspectos como fácil manipulação do material, conforto para o paciente e baixo custo, por não exigir equipamentos sofisticados.

### COMPOSIÇÃO

Os principais componentes dos alginatos ou hidrocoloides irreversíveis são apresentados na Tabela 2.1. A partir desta tabela, observa-se que o principal componente do hidrocoloide irreversível é um alginato solúvel, como o alginato de sódio ou o alginato de potássio. Quando esses alginatos solúveis são misturados à água, formam rapidamente um sol, o qual é viscoso, mesmo em pequenas concentrações.

O peso molecular dos alginatos pode variar de acordo com o tratamento feito pelo fabricante; quanto maior for seu peso molecular, mais viscoso será o sol. A terra diatomácea ou diatomita tem como finalidade ser um agente de carga do material. Quando a carga é adicionada em proporções corretas, há um aumento na resistência e na dureza do gel de alginato, produzindo uma superfície de textura lisa, sem pegajosidade. O óxido de zinco também atua como carga e influencia as propriedades físicas e o tempo de presa do gel.

Quaisquer das formas de sulfato de cálcio são empregadas como ativador da reação. A forma di-hidratada é geralmente utilizada sob algumas circunstâncias, enquanto o hemi-hidrato produz um aumento do tempo de armazenamento do pó e uma maior estabilidade dimensional do gel. Fluoretos, como o de potássio e o de titânio, estão na composição como aceleradores da presa do gesso (endurecedores), conferindo à superfície do gesso dureza e densidade.

## TABELA 2.1 – Composição básica dos alginatos

| Componente | Quantidade (%) |
|---|---|
| Alginato de sódio ou potássio (reagente) | 15 |
| Sulfato de cálcio (reagente) | 16 |
| Sulfato tri ou tetra sódico (retardador) | 2 |
| Diatomita e óxido de zinco (carga) | 60 |
| Fluoreto de potássio e de titânio (endurecedor do gesso) | 3 |
| Gluconato de clorexidina (antimicrobiano) | * |
| Glicol orgânico (alginatos *dust free*) | * |
| Corantes e aromatizantes | * |

*Componentes presentes em baixo percentual e em algumas marcas comerciais específicas.*

## PROCESSO DE GELEIFICAÇÃO

**LEMBRETE**

Quando 15 g de pó são misturados com 40 mL de água, geralmente a geleificação ocorre em torno de 3 a 4 minutos na temperatura ambiente.

Logo após a mistura do alginato à água, ocorre a reação do alginato de sódio ou potássio (reagente) com o sulfato de cálcio, havendo a formação do alginato de cálcio insolúvel. Essa reação é tão rápida que não permite um tempo adequado de manipulação. Portanto, um terceiro sal solúvel em água é adicionado à solução, para retardar a presa e aumentar o tempo de trabalho. O sal adicionado é chamado de retardador e pode ser escolhido entre vários sais solúveis, como sulfato tri ou tetra sódico. A quantidade de retardador deve ser dosada corretamente para obter-se um tempo de geleificação adequado.

**FÓRMULA**
$$2Na_3PO_4 + 3CaSO_4 \rightarrow Ca_3(PO_4)_2 + 3Na_2SO_4$$
$$K_{2n}Alg + nCaSO_4 \rightarrow nK_2SO_4 + Ca_nAlg$$

## ESTRUTURA DO GEL

À medida que a reação progride, uma ligação cruzada molecular complexa e uma rede polimérica se formam, constituindo a estrutura do gel, como mostrado na Figura 2.6. A unidade molecular do alginato de sódio liga-se ao sulfato de cálcio para formar grandes moléculas, sendo a reação classificada como polimerização, pela formação de ligações cruzadas e uma molécula tridimensional polimérica (unidades repetidas, poli = vários, meros = unidades/moléculas).

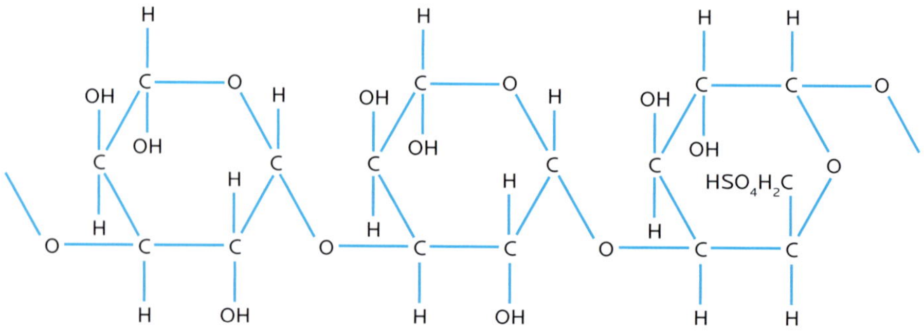

Figura 2.6 – Estrutura química do alginato.

## TEMPO DE GELEIFICAÇÃO

É medido desde o início da manipulação do material até o momento da presa. Deve permitir que o profissional misture o material, carregue a moldeira e posicione-a na boca do paciente. Quando a geleificação inicia, o material deve ser mantido imóvel, pois as fibrilas em crescimento podem romper-se e tornar o material friável.

O tempo de geleificação é em torno de 3 a 4 minutos à temperatura ambiente (20°C). Os fabricantes também produzem materiais de presa rápida, ultrarrápida e de presa normal, para que o profissional escolha o que for melhor para sua utilização.

Os alginatos são classificados em tipo I e tipo II, de acordo com a velocidade de geleificação do material, como é apresentado na Quadro 2.7.

**CONTROLE DO TEMPO DE GELEIFICAÇÃO:** A alteração da proporção água/pó ou do tempo de espatulação pode produzir efeitos deletérios nas propriedades dos géis, reduzindo sua resistência à ruptura ou à elasticidade. Desse modo, a melhor forma de controlar o tempo de geleificação é pela quantidade de retardador dosado pelo fabricante. Outra forma mais segura é alterar a temperatura da água utilizada na manipulação. Altas temperaturas aceleram o tempo de presa. Da mesma forma, quando a temperatura do ambiente estiver alta, deve-se usar água gelada para evitar a geleificação prematura.

## INDICAÇÕES

O alginato é empregado para a realização de moldagens que têm por objetivo a obtenção de modelos de estudo e também modelos utilizados para a construção de moldeiras individuais para que uma segunda e mais precisa moldagem seja feita. Alginatos de melhor qualidade são utilizados para moldagens cujos modelos produzidos servirão para a confecção de próteses removíveis.

## MANIPULAÇÃO

O pó é dosado em medidor fornecido pelo fabricante e é colocado sobre a água já proporcionada, em um gral limpo e seco. Idealmente, o pó de alginato deveria ser pesado, e não medido por volume. Contudo, a medida por volume é mais prática e não traz nenhum efeito mensurável às propriedades físicas dos materiais. O pó deve ser incorporado à água cuidadosamente com uma espátula plástica, evitando a incorporação de bolhas de ar à mistura. Uma espatulação vigorosa deve ser feita para a incorporação total do pó à água até a

**SAIBA MAIS**

Uma forma prática de determinar o tempo de geleificação é observar o tempo ocorrido desde o início da mistura até o ponto em que o material não está mais pegajoso e oferece resistência à compressão com a ponta do dedo (luva) ou de um instrumental rombo.

**SAIBA MAIS**

Alguns materiais são sensíveis a ponto de alterar seu tempo de presa em 20 segundos para cada grau Celsius de mudança de temperatura. Neste caso, a temperatura da massa do alginato misturada deve ser controlada cuidadosamente em 1 ou 2°C da temperatura padrão, geralmente de 20°C, a fim de manter o tempo de presa constante e confiável.

**ATENÇÃO**

A incorporação de ar na mistura ou a permanência de pó não dissolvido alteram as propriedades do alginato.

### QUADRO 2.7 – Classificação dos alginatos de acordo com a velocidade de geleificação

| Tipo | Velocidade de geleificação |
|---|---|
| Tipo I | Rápida (1 a 2 minutos) |
| Tipo II | Normal (2 a 4,5 minutos) |

mistura permanecer homogênea. Um tempo de espatulação de 45 segundos a 1 minuto é indicado, sendo que no final da espatulação a massa deve estar lisa e cremosa, soltando da espátula quando da remoção do gral (Fig. 2.7).

## *REALIZAÇÃO DO MOLDE DE ALGINATO*

A massa do material é colocada na moldeira, e o profissional pode aplicar, com o dedo enluvado, as sobras de alginatos nas regiões de difícil reprodução, como sulcos e fissuras oclusais. Isso evita o aprisionamento de bolhas de ar quando a moldeira é assentada na boca. É importante que o alginato tenha retenção à moldeira para que possa ser retirado de áreas retentivas em uma só etapa. Devem ser usadas moldeiras com perfurações ou canaletas de retenção nas bordas.

## *PROPRIEDADES*

**RESISTÊNCIA MECÂNICA:** Apesar de ser um material elástico, porções delgadas de alginato estão sujeitas à fratura e ruptura, de maneira que a moldeira do alginato deve assentar-se na boca de forma a deixar suficiente espessura de material (mínimo de 3 mm), melhorando com isso suas propriedades mecânicas. A resistência à compressão do material dobra de valor durante os primeiros 4 minutos de geleificação, e a maioria dos alginatos melhora também sua elasticidade com o aumento desse tempo, o que minimiza a distorção durante a remoção da boca e consequentemente permite uma maior reprodutibilidade nas áreas retentivas.

**VISCOELASTICIDADE:** A resistência à ruptura ou rasgamento aumenta quando o molde é removido abruptamente. A velocidade de remoção deve estar compreendida entre o movimento rápido e o conforto do paciente. Geralmente o alginato não adere fortemente aos tecidos, sendo possível removê-lo de uma só vez. É necessário evitar torções na moldeira na tentativa da remoção rápida do molde.

**REPRODUÇÃO DE DETALHES:** O alginato não reproduz detalhes da mesma forma que outros elastômeros. A rugosidade da superfície a ser moldada já é o suficiente para causar distorções nas margens da cavidade. Nos casos indicados (menor exigência de reprodução de detalhes), para assegurar uma reprodução fiel dos modelos, é importante manusear o material corretamente.

**ESTABILIDADE DIMENSIONAL:** Os géis estão sujeitos a alterações dimensionais por sinérese ou embebição, ou seja, perda ou ganho de líquido, respectivamente. Quando o molde é removido da boca e exposto ao ar à temperatura ambiente, ocorre contração associada à sinérese. Contudo, se o molde entrar em contato com a água, este se expandirá como resultado à embebição.

O condicionamento prévio ao vazamento do molde em 100% de umidade relativa é indicado quando não for possível o vazamento imediato, a fim de reduzir a alteração dimensional do alginato. Essa estratégia consiste na utilização de uma cuba plástica fechada, com algodão ou gaze embebido em água e uma base plástica na parte inferior interna, para que a água não entre em contato direto com o material.

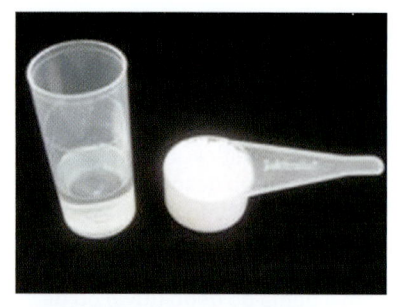

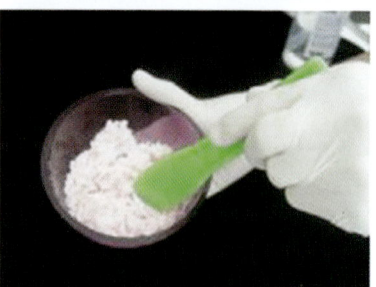

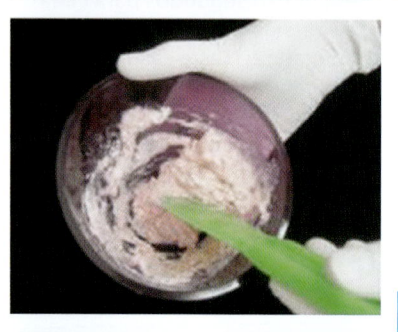

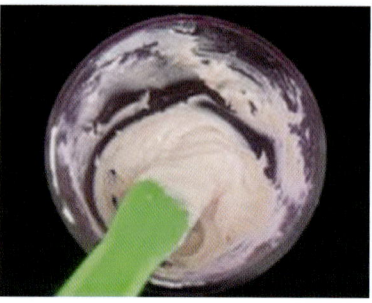

*Figura 2.7 – Espatulação do alginato para moldagem.*

## DESINFECÇÃO DO MOLDE

Como o material deve ser vazado imediatamente depois de removido da boca, o procedimento de desinfecção deve ser rápido, para prevenir alterações dimensionais. A desinfecção pode ser feita com hipoclorito de sódio a 1%, o qual é borrifado sobre a moldagem por alguns segundos. O molde deve permanecer em uma embalagem plástica fechada por 10 minutos.

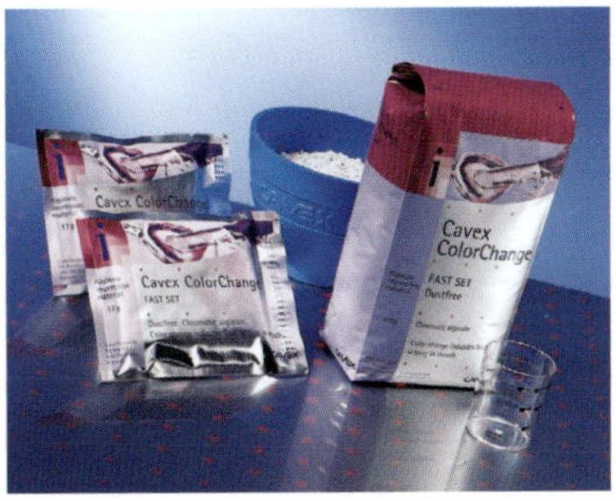

## APRESENTAÇÃO COMERCIAL

O alginato é fornecido em pacotes pré-dosados separadamente, que contêm pó suficiente para a realização de uma moldagem, ou em grandes envelopes ou latas (Fig. 2.8). Os pacotes individuais são preferíveis pela menor chance de deterioração e contaminação durante a armazenagem. Além disso, também permitem a correta proporção pó/líquido, uma vez que medidores de água são fornecidos. Os envelopes têm um custo menor, porém, quando abertos, devem ser colocados em potes hermeticamente fechados, para evitar contaminação. O alginato deve ser estocado em locais com temperatura amena e baixa umidade.

*Figura 2.8 – Apresentação comercial do alginato.*

### ATENÇÃO
É importante evitar a inalação da poeira no momento da abertura do recipiente onde está acondicionado o material, pois as partículas de sílica presentes na composição do alginato podem trazer prejuízo à saúde do profissional.

## CUIDADOS NECESSÁRIOS

Devem ser utilizados instrumentais e equipamentos limpos, pois algumas alterações das propriedades dos materiais são atribuídas à contaminação da mistura de alginato, podendo resultar em presa rápida, fluidez inadequada, ou até a ruptura do material quando removido da boca. Um exemplo é que pequenas quantidades de gesso deixadas no gral de borracha aceleram a geleificação do alginato. Devem ser utilizadas cubas distintas para os materiais, ou seja, uma para o gesso e outra para o alginato. Existem espatuladores mecânicos para o alginato; é possível também a manipulação a vácuo que evita a incorporação de ar à mistura. As causas mais comuns de falhas nas moldagem com alginato são apresentadas na Quadro 2.8.

### LEMBRETE
Uma variação de apenas 15% daquela recomendada na proporção pó/líquido terá grande influência na presa e na consistência do alginato.

### QUADRO 2.8 – Causas de defeitos nas moldagens de alginato

| Efeitos | Causas |
| --- | --- |
| Rasgamento | Espessura inadequada, contaminação por umidade, remoção prematura da boca, espatulação prolongada. |
| Bolhas de ar | Incorporação de ar durante a espatulação, moldagem com movimento muito rápido, geleificação inadequada (impossibilitando o escoamento), excesso de saliva sobre os tecidos. |
| Material granuloso | Espatulação inadequada ou prolongada, geleificação deficiente, relação água/pó muito baixa. |
| Modelo de gesso rugoso ou pulverulento | Limpeza inadequada do molde, excesso de água deixada no molde, separação prematura do modelo, modelo de gesso deixado muito tempo em contato com o material, manipulação inadequada do gesso. |
| Distorção | Molde não foi vazado imediatamente, movimento da moldeira durante a fase de geleificação, remoção prematura ou indevida da boca, moldeira deixada por muito tempo na boca. |

## ELASTÔMEROS PARA MOLDAGEM

Além dos géis hidrocoloides, existe um grupo de materiais de moldagem à base de borracha, conhecido como elastômeros. Esses materiais são classificados como borrachas sintéticas e foram desenvolvidos como cópias das borrachas naturais quando estas se tornaram escassas durante a Segunda Guerra Mundial.

As borrachas sintéticas são classificadas, de acordo com a especificação nº 19 da ADA,[3] como materiais elásticos com presa por reação química. São formadas por grandes moléculas ou polímeros que são unidos por ligações cruzadas e têm a capacidade de duplicar estruturas dentais com precisão de moldagem. Em odontologia, algumas dessas borrachas são denominadas elastômeros, os quais dividem-se em polissulfeto ou mercaptana, poliéter, silicone de condensação e silicone de adição. A reação química dos elastômeros pode se dar por adição, como no caso do poliéter e do silicone por adição, ou então por condensação, como é o caso do polissulfeto (mercaptana) e do silicone por condensação. A seguir são apresentadas algumas definições importantes sobre os processos de polimerização.

**Monômero:** Um segmento ou uma molécula.

**Polímero:** Muitos segmentos ou moléculas.

**Copolímero:** Polímero com diferentes unidades monoméricas formando sua estrutura.

**Polimerização ou cura:** Reação química que transforma pequenas moléculas em uma grande cadeia polimérica.

**Reação de adição:** Reação de polimerização na qual as macromoléculas são formadas a partir de unidades pequenas (monômeros), sem alteração na composição, ou seja, sem a formação de subprodutos.

**Reação de condensação:** Reação de polimerização entre duas ou mais moléculas simples. As substâncias originais frequentemente reagem com a formação de subprodutos, como água, ácidos halógenos e amônia.

**Tempo de trabalho:** Decorre do início da mistura da pasta-base com a pasta catalisadora, até que o material ainda tenha fluidez suficiente para que a moldagem possa ser executada.

**Tempo de presa:** decorre do início da mistura, até que o material tenha resistência suficiente para ser removido da boca, ou seja, até que tenha adquirido suas propriedades elásticas.

## APLICAÇÕES

Os elastômeros reproduzem as estruturas bucais com precisão de detalhes, podendo ser utilizados com as seguintes finalidades:

- moldagem para confecção de próteses em geral;
- moldagem para confecção de protetores bucais;
- moldagem para confecção de aparelhos ortodônticos;
- registro de mordida (relação interoclusal).

**SAIBA MAIS**

A polimerização pode continuar por certo tempo após a presa, fato conhecido como polimerização residual ou tardia.

## MANIPULAÇÃO DO MATERIAL

A maioria dos materiais disponíveis são sistemas de dois componentes, fornecidos na forma de pasta. A diferença nas cores dessas pastas permite que o material seja dispensado sobre uma placa em partes iguais, para ser espatulado até a obtenção de uma coloração homogênea. A presa ocorre por meio de uma polimerização em cadeia que aumenta progressivamente, formando ligações cruzadas entre si.

## CLASSIFICAÇÃO

Os diferentes tipos de elastômeros podem ser classificados, segundo a especificação nº 19 da Associação Dental Americana (ADA),[3] de acordo com sua viscosidade e apresentação comercial, como mostra o Quadro 2.9.

Essa classificação leva em consideração a viscosidade dos elastômeros, que é a propriedade que controla a característica de escoamento de um determinado material. A viscosidade é determinada medindo-se o escoamento do material (em milímetros) sob uma placa de vidro após sua espatulação. Os materiais podem ser divididos em quatro tipos de viscosidade: (1) material leve; (2) material médio ou regular; (3) material pesado e (4) massa densa, apresentados na Figura 2.9. O controle da viscosidade pode ser feito pelo peso molecular do polímero, quantidade de agentes de carga do material e a colocação de diluentes na composição do material.

## MOLDEIRAS

As moldeiras utilizadas para a confecção da moldagem com elastômeros podem ser de estoque ou individuais. As de estoque são compradas em lojas especializadas e podem ser metálicas ou plásticas e subdivididas em totais ou parciais. As moldeiras individuais são confeccionadas pelo profissional, geralmente em resina acrílica, podendo ser totais, parciais ou unitárias.

No procedimento de moldagem, a consistência de massa é utilizada nas moldeiras de estoque, a consistência pesada e regular é geralmente usada em moldeiras individuais de resina acrílica e a consistência leve (pasta) é utilizada em seringas.

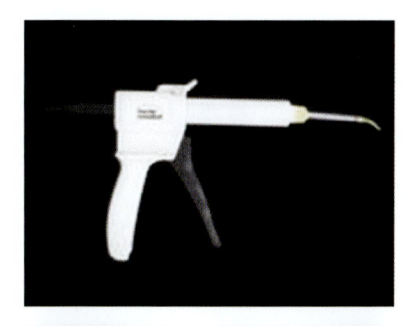

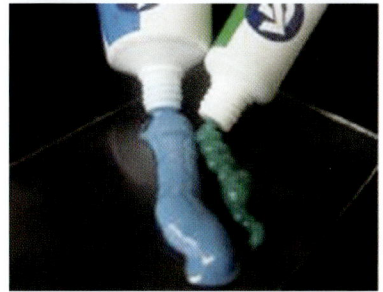

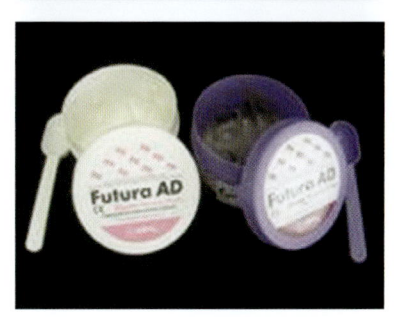

*Figura 2.9 – Tipos de elastômeros classificados de acordo com o tipo de viscosidade em: leve, regular, pesado e massa densa.*

## QUADRO 2.9 – Classificação dos elastômeros segundo a especificação nº 19 da ADA.

| Viscosidade | Apresentação | Escoamento (mm) | Utilização |
| --- | --- | --- | --- |
| Muito alta | Massa | 13 – 20 | Moldeira estoque |
| Alta (pesada) | Pasta | 20 – 32 | Moldeira individual |
| Média (regular) | Pasta | 30 – 40 | Moldeira individual |
| Baixa (leve) | Pasta | 36 – 55 | Seringa |

*Fonte: American Dental Association.[3]*

## POLISSULFETO OU MERCAPTANA

O componente básico da pasta do polímero é uma mercaptana polifuncional (ou polímero de polissulfetos). O polímero apresenta geralmente ligações cruzadas com um agente oxidante, como o dióxido de chumbo. É o dióxido de chumbo que confere a cor característica marrom ao polissulfeto. Durante a reação de condensação do dióxido de chumbo com os grupos mercaptânicos (SH) do polímero, ocorre o aumento da cadeia a partir da reação com o grupo terminal SH. A formação de ligações cruzadas ocorre a partir da reação com o grupo pendente SH (Fig. 2.10).

Como os grupos pendentes compõem-se somente de um pequeno percentual de grupos SH disponíveis, a reação de polimerização resulta inicialmente somente no aumento do comprimento da cadeia, o qual causa o aumento da viscosidade. A formação de ligações cruzadas une as cadeias formando uma rede tridimensional que confere as propriedades elásticas ao material.

A reação de polimerização do polissulfeto é exotérmica, a quantidade de calor gerada depende da quantidade total de material e da concentração de iniciadores. O subproduto gerado na reação de condensação é a água.

**COMPOSIÇÃO:** A pasta-base contém um polímero de polissulfeto; um agente de carga (que pode ser sulfato de zinco, sílica e dióxido de titânio), para conferir a resistência necessária; um plastificador, como o dibutilftalato, que confere a viscosidade apropriada para a pasta; e cerca de 0,5% de enxofre, para melhorar a reação química. A pasta catalisadora é composta por dióxido de chumbo, que produz a cor marrom característica; o mesmo plastificador da pasta-base e a mesma quantidade de agentes de carga, acrescidos de ácido oleico ou esteárico, que são retardadores responsáveis por controlar a velocidade da reação. Os principais componentes do polissulfeto ou mercaptana são apresentados na Quadro 2.10.

**MANIPULAÇÃO:** Cada pasta vem acondicionada em tubos com diâmetros diferentes; assim, ao dispensá-las em comprimentos iguais, obtém-se a correta proporção do material. Sobre uma placa de vidro ou um bloco de papel impermeável, as pastas base e catalisadora são misturadas com uma espátula metálica de manipulação até a obtenção de uma cor homogênea (aproximadamente 30 a 45 segundos).

> **ATENÇÃO**
>
> Mudanças na proporção das pastas devem ser feitas com cautela, ou seja, sempre em pequeno percentual, devido à possibilidade de alteração das propriedades mecânicas, como a resistência ao rasgamento e elasticidade.

Subproduto: água

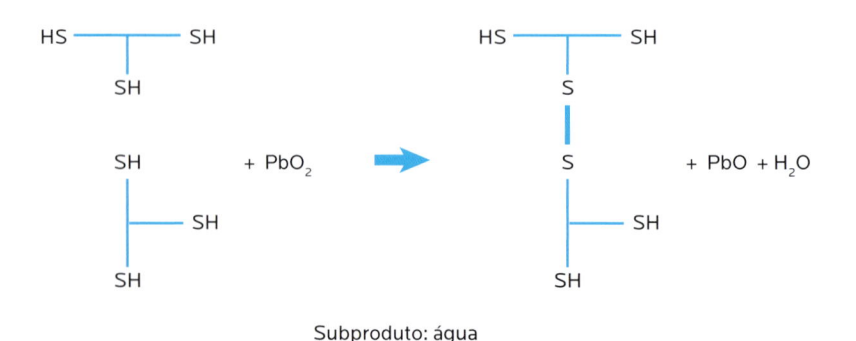

*Figura 2.10 – Reação química dos polissulfetos de borracha (mercaptanas).*

## QUADRO 2.10 – Principais componentes do polissulfeto ou mercaptana

| Pasta-base | Pasta catalisadora |
|---|---|
| Polímero de polissulfeto | Dióxido de chumbo |
| Sulfato de zinco, sílica ou dióxido de titânio | Dióxido de titânio |
| Dibutilftalato | Ácido oleico ou esteárico |
| Enxofre | Dibutilftalato |

### PROPRIEDADES

**TEMPO DE TRABALHO E TEMPO DE PRESA:** O aumento da temperatura e a presença de umidade aceleram a velocidade de cura dos elastômeros de moldagem, reduzindo assim o tempo de trabalho e de presa. O resfriamento é um método adequado para se aumentar o tempo de trabalho dos polissulfetos.

O ácido oleico é um retardador efetivo para os polissulfetos curados pelo dióxido de chumbo. Em contrapartida, quando uma gota de água é adicionada à massa, acelera a velocidade de polimerização do material.

**ELASTICIDADE:** As propriedades elásticas dos elastômeros melhoram com o tempo de cura. Quanto mais o molde for mantido na boca antes de ser removido, maior será a sua precisão.

A recuperação da deformação elástica após tensão é mais lenta para os polissulfetos do que para os demais tipos de elastômeros. Além disso, os polissulfetos exibem maior deformação permanente após uma força de compressão quando comparados com os demais tipos de materiais.

**FLEXIBILIDADE:** Os polissulfetos estão entre os materiais de impressão que apresentam maior rigidez. O material não polimerizado apresenta alto nível de viscosidade, consistência esta que auxilia no deslocamento de fluidos bucais presentes enquanto a moldeira está sendo assentada. Sua flexibilidade permite que o material polimerizado seja removido com um mínimo de esforço mesmo em áreas retentivas.

**ENERGIA DE RUPTURA:** Os polissulfetos têm uma alta resistência à ruptura. Porções delgadas de polissulfetos são menos suscetíveis a se romper quando comparadas à igual espessura de outros elastômeros. Entretanto, em decorrência de sua suscetibilidade à distorção, é possível que o polissulfeto possa apresentar uma distorção em vez de rasgar.

**ESTABILIDADE DIMENSIONAL:** O molde deve ser vazado imediatamente (nos primeiros 30 minutos após a remoção), pois a moldagem é mais precisa tão logo seja removida da boca. Algumas causas de alteração dimensional são as seguintes:

### LEMBRETE

A velocidade de esforço aplicada na remoção do molde influencia a resistência à ruptura e à deformação permanente. Portanto, o molde deve ser removido da boca de forma rápida e no menor tempo possível.

- ligeira contração durante a cura e a formação de ligações cruzadas, pois, quando as moléculas se juntam, as cadeias ocupam menos volume e há uma redução no seu comprimento;
- o subproduto gerado da reação de condensação (água) é perdido, causando uma pequena contração;
- embora os polissulfetos sejam hidrofóbicos, podem absorver fluidos se expostos a meio aquoso ou ambiente com alto grau de umidade;
- após a cura do material, ocorre uma recuperação incompleta da deformação, em razão de suas propriedades viscoelásticas.

**LEMBRETE**

Para aumentar a vida útil dos polissulfetos, deve-se manter os tubos hermeticamente fechados quando não estiverem sendo utilizados. O armazenamento em ambientes refrigerados também é recomendado.

**BIOCOMPATIBILIDADE:** O problema de biocompatibilidade dos elastômeros está no fato de deixar resíduos do material no sulco gengival. Comparações feitas quanto à citotoxicidade de diferentes materiais de moldagem mostram que os polissulfetos apresentam a menor contagem de morte celular, ou seja, são extremamente biocompatíveis.

**FUNÇÃO DA MOLDEIRA:** Uma forma de minimizar os efeitos da contração de polimerização e da deformação associadas à distorção é reduzir a quantidade de material empregado na moldeira. Moldagens mais precisas com os polissulfetos são feitas utilizando-se uma moldeira individual de resina acrílica.

**CONFECÇÃO DA MOLDEIRA INDIVIDUAL:** Para a confecção de uma moldeira individual, antes faz-se um molde prévio com alginato, o qual é vazado com gesso. As porções mais importantes desse modelo, tais como os dentes preparados, são recobertas com uma ou duas lâminas de cera (nº 7 ou 9), para servir como espaçador para o material de moldagem a ser inserido. Resina acrílica quimicamente ativada é colocada então sobre a cera. Em razão da relativa igualdade de espessura da cera, uma uniformidade na espessura do material é obtida quando o molde é feito, minimizando as alterações dimensionais que podem distorcer o molde.

A adesão do material à moldeira é obtida aplicando-se uma camada mínima e uniforme de adesivo, antes da colocação do material de moldagem (Fig. 2.11). O adesivo irá unir fortemente o elastômero à moldeira, e os produtos empregados para esse fim são o butilborracha ou o acrilonitrilestireno dissolvidos em solvente volátil apropriado, como clorofórmio ou acetona. A presença de irregularidades na superfície interna da moldeira também aumenta a adesão do material.

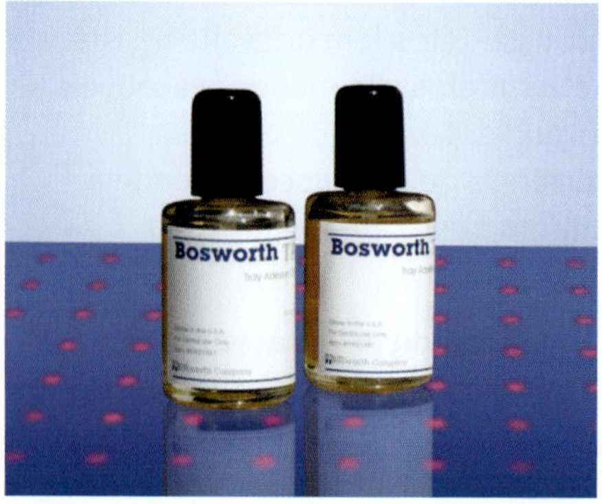

*Figura 2.11 – Adesivo para a aplicação na moldeira previamente à inserção do material de moldagem.*

**DESINFECÇÃO:** Os polissulfetos podem ser desinfetados com inúmeras soluções desinfetantes sem produzir alterações dimensionais, desde que o tempo de desinfecção seja curto, pois imersão prolongada produz distorções mínimas. A dureza superficial do modelo de gesso pode ser afetada também pelo tipo de agente desinfetante utilizado. O procedimento recomendado é a imersão por 10 minutos em uma solução de hipoclorito de sódio a 1%.

**PREPARO DOS MODELOS E TROQUÉIS:** Pode-se vazar o molde de polissulfeto repetidas vezes para a confecção de modelos e troquéis. No entanto, os vários troquéis subsequentes ao primeiro serão menos precisos, sendo que a distorção ocorre pela alteração dimensional devido aos processos de vazamento e remoção dos modelos. Assim, o intervalo entre a moldagem e o vazamento não deverá ser maior do que 30 minutos.

As características hidrófobas fazem com que o material tenha uma alta tensão superficial, e com isso, torna-se difícil vazar o gesso sem a formação de bolhas. O uso de redutor de tensão superficial ou antibolhas é indicado para a aplicação sobre a moldagem, assim, o gesso escoa mais facilmente na superfície do molde, minimizando a formação de bolhas no modelo.

**APRESENTAÇÃO COMERCIAL:** O polissulfeto é encontrado comercialmente na forma de duas pastas, pasta-base e pasta catalisadora, como mostra a Figura 2.12.

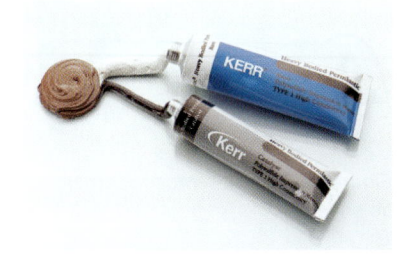

*Figura 2.12 – Apresentação comercial do polissulfeto ou mercaptana.*

## POLIÉTER

O poliéter foi o primeiro elastômero desenvolvido primariamente com a função de material de moldagem, sendo introduzido na Alemanha no final da década de 1960. Todos os outros materiais de moldagem foram adaptados de outras aplicações industriais. Trata-se de um polímero à base de poliéter que tem sua reação de polimerização pela reação entre anéis de aziridina, que estão situados no término dos ramos moleculares de poliéteres. A cadeia principal é um copolímero do óxido de etileno e um tetraidrofurano. A ligação cruzada na reação de polimerização é feita por um éster sulfonado aromático, onde R é um grupo alquila que produz a ligação cruzada pela polimerização catiônica via grupo terminal imina.

**FÓRMULA**

$$CH_3 - CH - CH_2 - CO_2 - \left[ CH(R) - (CH_2)_n - O - CH(R) \right]_m - (CH_2)_n - CO_2 - CH_2 - CH - CH_3$$

com grupos terminais $N(H_2C-CH_2)$ (aziridina) em ambas as extremidades.

**COMPOSIÇÃO:** O poliéter é encontrado na forma de duas pastas, como mostra a Quadro 2.11. A pasta-base contém o polímero de poliéter, a sílica coloidal como agente de carga e um plastificador, como o glicoléter ou o ftalato. A pasta catalisadora contém o alquilsulfonato aromático, além do agente de carga e plastificadores.

## QUADRO 2.11 – Composição do poliéter

| Pasta-base | Pasta catalisadora |
|---|---|
| Polímero de poliéter | Alquilsulfonato aromático |
| Sílica coloidal | Sílica coloidal |
| Glicoléter ou ftalato | Glicoléter ou ftalato |

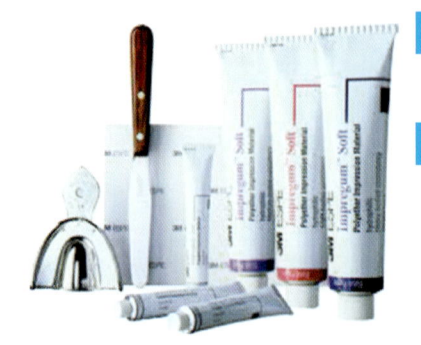

*Figura 2.13 – Apresentação comercial do poliéter.*

**APRESENTAÇÃO COMERCIAL:** É encontrado comercialmente na forma de duas pastas, pasta-base e pasta catalisadora, como mostra a Figura 2.13.

**MANIPULAÇÃO:** Cada pasta vem acondicionada em tubos com diâmetros diferentes; assim, ao dispensá-las em comprimentos iguais, obtém-se a correta proporção do material. Sobre uma placa de vidro ou um bloco de papel impermeável, as pastas base e catalisadora são misturadas com uma espátula metálica de manipulação, até obter-se uma coloração homogênea (em aproximadamente 30 a 45 segundos). A técnica é simples e limpa (Fig. 2.14).

### PROPRIEDADES

**TEMPO DE TRABALHO E TEMPO DE PRESA:** A velocidade de polimerização dos poliéteres é menos sensível à alteração de temperatura do que a dos silicones de adição. Algumas modificações na proporção base/catalisador podem ser feitas para aumentar o tempo de trabalho, assim como pode ser usado um fluidificador com a mesma intenção. Este, além de reduzir a viscosidade do material ainda não polimerizado, altera suas propriedades após a presa, reduzindo seu módulo de elasticidade ou rigidez sem aumentar a deformação permanente ou o escoamento. Outra forma de aumentar o tempo de trabalho é a utilização de um retardador, que é fornecido

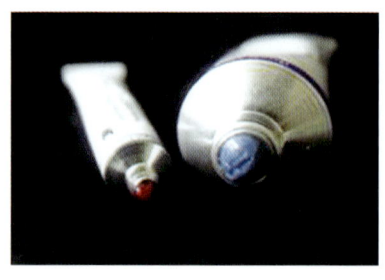

*Figura 2.14 – Manipulação do poliéter até a obtenção de uma coloração homogênea.*

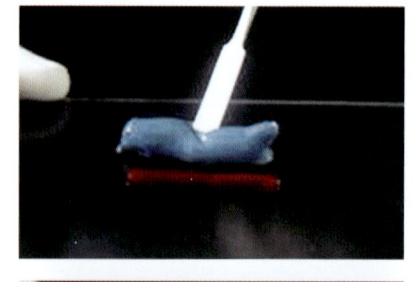

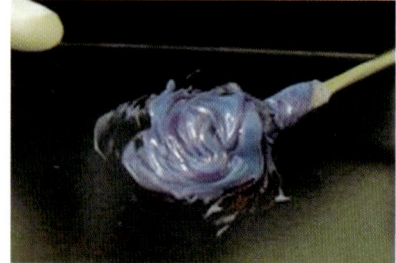

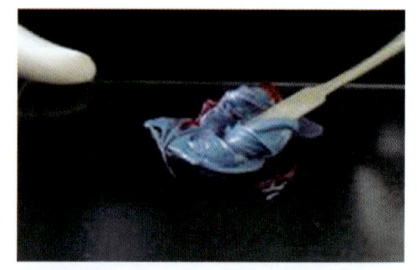

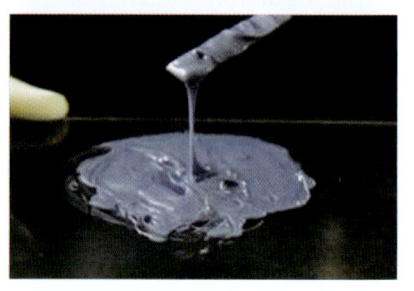

pelo fabricante e não altera as propriedades elásticas ou a contração de polimerização.

**ELASTICIDADE:** São os materiais de moldagem mais rígidos disponíveis no mercado, excluindo as massas densas dos silicones. Resultados obtidos por testes de resistência à compressão indicam que os poliéteres são ligeiramente menos elásticos do que os silicones por adição.

**ENERGIA DE RUPTURA:** A resistência ao rasgamento dos poliéteres é melhor do que a dos silicones por condensação e a da maioria dos silicones por adição. Entretanto, o poliéter é mais fácil de romper do que os polissulfetos.

**ESTABILIDADE DIMENSIONAL:** As alterações dimensionais do poliéter são pequenas, pois não há em sua reação de cura a formação de subprodutos. A rigidez do material implica um esforço maior a ser aplicado na remoção do molde de poliéter da boca, quando comparado com os outros tipos de materiais de moldagem. Mesmo assim, a recuperação elástica é praticamente completa, em virtude de suas excelentes propriedades físicas. Os poliéteres também produzem a menor quantidade de distorção quando uma carga é aplicada sobre o material polimerizado. Assim, vazar repetidamente o molde e retirar os modelos várias vezes do molde com poliéter não altera a sua estabilidade dimensional, mesmo que uma força excessiva seja aplicada na sua remoção a cada vazamento.

**SORÇÃO DE ÁGUA:** Uma propriedade que tem efeito negativo no material é a absorção de água e fluidos e a liberação simultânea do componente plastificador, que é solúvel em água. Portanto, o armazenamento do molde de poliéter deve ser feito em ambiente seco e fresco, para que sua precisão seja mantida.

**BIOCOMPATIBILIDADE:** O poliéter polimerizado produz o maior índice de citotoxicidade celular e o menor índice de contagem de células vitais após exposições múltiplas, comparado com os demais materiais de moldagem. O maior problema causado ao paciente é a permanência de resíduos de material deixado no sulco gengival, o que pode provocar inflamação leve a severa.

**VIDA ÚTIL:** O material apresenta uma longa vida útil. Armazená-lo em ambientes secos e refrigerados prolonga sua vida útil, porém deve-se ter cuidado com a refrigeração, pois pode torná-lo muito rígido e difícil de espatular. Assim, é necessário deixar que o material atinja a temperatura ambiente antes de seu uso.

**FUNÇÃO DE MOLDEIRA:** Nas moldagens de poliéter, pode-se ou não utilizar uma moldeira individual de resina acrílica. Quando a moldeira individual for utilizada, deve-se utilizar uma espessura delgada e uniforme do material (aproximadamente 2 mm), pois isso facilita sua remoção da boca. Em virtude de sua grande rigidez, muitas vezes não é necessário suporte das moldeiras individuais para evitar a distorção. Independentemente do tipo de moldeira utilizada, é importante o uso de adesivo, para que as tensões produzidas durante a remoção da moldeira não desloquem o material desta.

**DESINFECÇÃO:** Os polissulfetos podem ser desinfetados por vários agentes antimicrobianos sem produzir alterações dimensionais, desde que a desinfecção seja breve. A imersão prolongada produz distorções

---

**LEMBRETE**

Um molde de poliéter pode ser vazado após minutos, horas ou dias, e o modelo resultante terá a mesma precisão. O ideal é vazar dentro da primeira hora para evitar contaminação do molde, principalmente pela sorção de água.

> **ATENÇÃO**
>
> Um gesso que não tenha atingido sua presa final pode fraturar quando removido do molde com poliéter.

> **ATENÇÃO**
>
> Em razão da radiolucidez do poliéter, o material deve ser rigorosamente inspecionado após a sua remoção da boca, para evitar que fragmentos sejam deixados no sulco gengival.

mensuráveis, e certos agentes podem reduzir a dureza superficial do modelo de gesso vazado. Os poliéteres são particularmente suscetíveis a alteração dimensional se o tempo de desinfecção exceder 10 minutos, por sua natureza hidrofílica. O hipoclorito a 1% é uma solução desinfetante satisfatória para esses elastômeros.

**PREPARO DOS MODELOS E TROQUÉIS:** Não existe evidência da interação negativa entre a superfície do poliéter e a do gesso. Para os moldes com poliéter, deve-se aguardar ao máximo a presa final do gesso, para garantir uma excelente resistência, pois a rigidez do poliéter torna difícil a remoção do modelo. É o menos hidrofóbico dos elastômeros.

## SILICONE DE CONDENSAÇÃO

**REAÇÃO QUÍMICA:** O polímero consiste em um radical α-ω-hidroxipolidimetilsiloxano. A polimerização de condensação desses materiais envolve uma reação com o alquilsilicato tri e tetrafuncional, denominado tetraetilortosilicato, na presença de octoato de estanho ($Sn[C_7H_{15}COO]_2$). Essas reações ocorrem à temperatura ambiente, e a formação do elastômero ocorre pela ligação cruzada entre os grupos terminais do polímero de silicone e o alquilsilicato, formando uma rede tridimensional, como mostra a Figura 2.15.

O álcool etílico é o subproduto da reação de polimerização por condensação, e sua subsequente evaporação contribui para a contração que ocorre após a presa deste material. Outros subprodutos provenientes da reação de condensação são a água e a amônia.

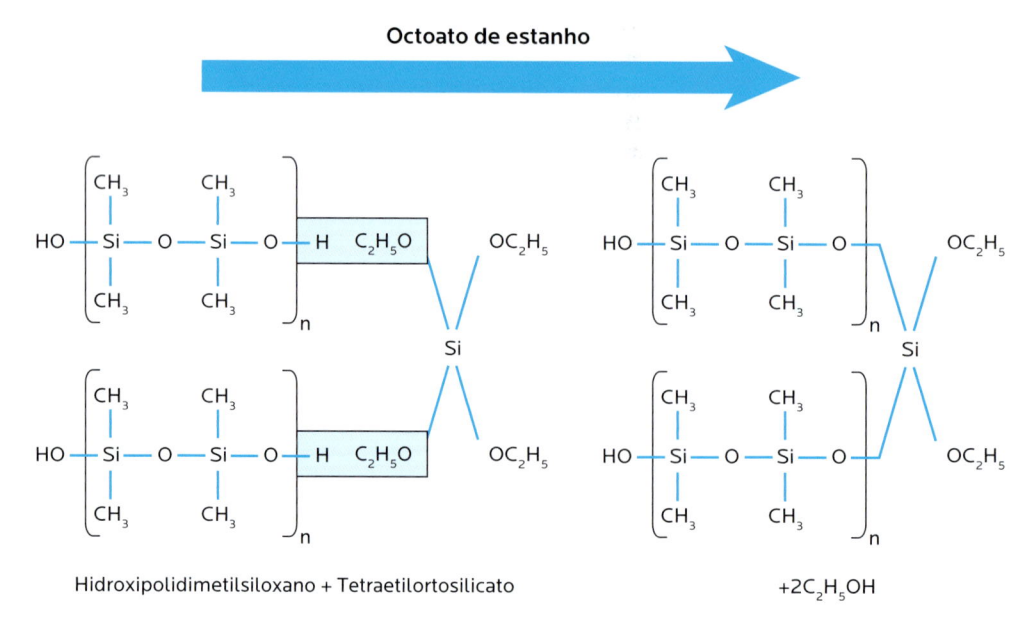

*Figura 2.15 – Representação esquemática da reação de polimerização do silicone de condensação.*

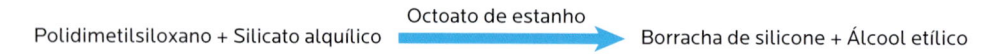

*Figura 2.16 – Reação química – silicone de condensação.*

## Materiais Dentários

**COMPOSIÇÃO:** Os silicones por condensação são fornecidos na forma de duas pastas, uma base e outra catalisadora. Como os polímeros de silicone são líquidos, são adicionados sílica coloidal ou micropartículas de óxidos metálicos, como agentes de carga, formando uma pasta (Quadro 2.12).

Um material de alta viscosidade foi desenvolvido para superar a grande contração de polimerização dos silicones por condensação. A consistência de massa contém alta concentração de carga, o que resulta em menor concentração de polímero e, com isso, menor contração de polimerização. A pasta do silicone de condensação e a massa densa podem ser fabricadas em uma grande variedade de cores: rosa, azul, verde e roxo são as mais comuns. Vários tipos de corantes orgânicos ou pigmentos são utilizados para produzir a cor.

**APRESENTAÇÃO COMERCIAL:** O silicone de condensação é encontrado na forma de massa (base) e também na forma de pasta (base e catalisadora). A pasta catalisadora é universal, ou seja, utilizada com as duas apresentações comerciais (massa e pasta). A massa é dispensada pelo fabricante em potes plásticos hermeticamente fechados, com medidores por volume apropriado e a pasta em bisnagas plásticas (Fig. 2.17).

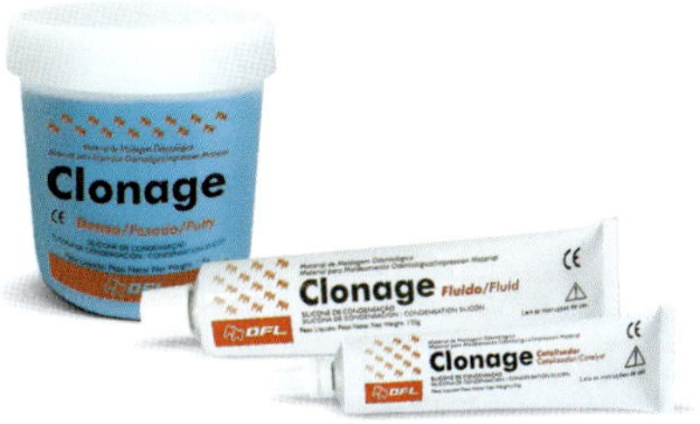

*Figura 2.17 – Apresentação comercial de um silicone de condensação.*

**MANIPULAÇÃO:** A moldagem com o silicone de condensação geralmente é feita com a técnica do reembasamento (os tipos de técnicas com os materiais de moldagem serão descritas no final deste capítulo). Primeiro, a massa é manipulada espremendo-a com os dedos até obter-se uma mistura homogênea, sem estrias. A seguir, a massa é colocada na moldeira de estoque, e uma moldagem preliminar é realizada, constituindo uma moldeira individual formada pela massa. Em seguida, é feito um alívio na moldagem com auxílio de um instrumental cortante (lâmina de bisturi ou facas curvas apropriadas para esse fim). Esse alívio é feito principalmente na região em que se deseja detalhe na moldagem, para criar espaço para o material de consistência leve. Depois disso, o material leve é manipulado e colocado com seringa sobre os dentes preparados e sobre a massa densa, a qual é assentada na boca para realização da moldagem final. Para o preparo do material leve são dispensadas as pastas base e catalisadora em comprimentos iguais, as quais são manipuladas com espátula (nº 72) até obter-se uma mistura homogênea e com adequada fluidez para a execução da moldagem.

### QUADRO 2.12 – Composição do silicone de condensação

| Pasta ou massa-base | Pasta ou líquido catalisador |
|---|---|
| • Polímero de hidroxipolidimetilsiloxano<br>• Sílica coloidal ou micropartículas de óxidos metálicos<br>• Corantes e aromatizantes | • Silicato alquílico (Tetraetilortosilicato), Octoato de estanho<br>• Agente de carga ou diluente<br>• Corantes e aromatizantes |

## PROPRIEDADES

**TEMPO DE TRABALHO E TEMPO DE PRESA:** A temperatura tem uma influência significativa na velocidade de polimerização dos silicones de condensação. O resfriamento do material ou o resfriamento da placa ou bloco de espatulação reduz a velocidade da reação. Alterar a proporção base/catalisador é outro método prático e efetivo de modificar a velocidade de cura do material, mas deve-se testar antes o tempo de polimerização com essa nova proporção.

**ELASTICIDADE:** Os silicones de condensação são mais elásticos do que o polissulfetos. Eles exibem uma deformação permanente mínima e recuperam-se rapidamente quando deformados. Como os polissulfetos, esses materiais não são muito rígidos, sendo facilmente removidos de áreas retentivas sem distorção.

**ENERGIA DE RUPTURA:** A resistência ao rasgamento é baixa para os silicones de condensação. Embora eles não se rasguem facilmente como os alginatos, precisam ser manuseados cuidadosamente para evitar o rasgamento nas margens do preparo. A velocidade de deformação, também descrita para os polissulfetos, é um fator importante para os silicones de condensação. A aplicação de uma força de remoção rápida assegura uma alta resistência à ruptura, sendo importante remover o molde rapidamente uma vez quebrado o selamento periférico do ar.

**ESTABILIDADE DIMENSIONAL:** Os silicones de condensação apresentam excessiva contração de polimerização e, por isso, requerem uma modificação na técnica de moldagem para produzir moldes mais precisos. A técnica utilizada é a dupla moldagem, que é capaz de compensar a baixa estabilidade dimensional desses materiais. A quantidade de contração linear é duas a quatro vezes maior do que a de qualquer outro material de moldagem.

**BIOCOMPATIBILIDADE:** Os silicones estão entre os materiais mais biologicamente inertes. O perigo, como discutido nos polissulfetos, é deixar resíduos de silicone no sulco gengival. A dificuldade de detectar a presença desse material decorre do fato de os silicones não serem radiopacos. Deve ser feita uma inspeção cuidadosa, e, se houver evidências de rasgamento do material de moldagem, o profissional deverá verificar e remover qualquer remanescente de material do tecido gengival.

**VIDA ÚTIL:** Os alquilsilicatos presentes na composição dos silicones de condensação são ligeiramente instáveis, principalmente se forem misturados com um componente estanhoso para formar um catalisador líquido. Assim, o tempo de vida pode ser limitado em decorrência da oxidação do estanho no catalisador. O objetivo dos fabricantes é alcançar um tempo de vida longo, rápida velocidade de polimerização e excelentes propriedades físicas.

**FUNÇÃO DE MOLDEIRA:** Como a técnica de dupla moldagem é geralmente utilizada, a confecção de moldeiras individuais não é necessária, sendo utilizadas moldeiras de estoque para conter a massa densa. É aconselhável passar adesivo na porção externa (bordas) da moldeira para aumentar a união com o material, ou então utilizar moldeira com retenções. Para os silicones, o adesivo deve conter polidimetilsiloxano etil silicato.

---

**ATENÇÃO**

Prolongar a deformação do silicone de condensação durante sua remoção da boca aumenta as chances de ocorrer alteração permanente do material, pois as cadeias do polímero respondem de forma viscosa.

**SAIBA MAIS**

Além da taxa de contração dos silicones de condensação, a instabilidade dimensional também é causada pela perda do subproduto álcool etílico. Os polissulfetos se polimerizam por condensação, mas tem como subproduto da reação a água, que possui uma molécula relativamente pequena e apresenta menos efeito no material do que a perda de uma grande molécula de álcool.

**DESINFECÇÃO:** Os silicones de condensação podem ser desinfetados por vários agentes antimicrobianos sem produzir alterações dimensionais, desde que a desinfecção tenha duração de 10 a 15 minutos. O hipoclorito de sódio a 1% é uma solução desinfetante satisfatória para esses elastômeros.

**PREPARO DOS MODELOS E TROQUÉIS:** Quando o molde de silicone de condensação é removido da boca, a evaporação do subproduto ocorre continuamente, pois a reação de polimerização continua mesmo após a presa do material. Por isso, para a obtenção de um modelo mais preciso, é necessário vazar o molde com gesso imediatamente após a sua remoção da boca, ou seja, nos primeiros 30 minutos. O uso de redutor de tensão superficial ou antibolhas é indicado para a aplicação sobre a moldagem antes do vazamento com gesso, como descrito anteriormente para os polissulfetos.

## SILICONE DE ADIÇÃO

### REAÇÃO QUÍMICA

A reação de polimeração do silicone de adição, também chamado de polivinilsiloxano, ocorre pelo grupo terminal (vinil), cuja ligação cruzada é feita pelos grupos hidretos, ativados por um catalisador de sais de platina. Quando as corretas proporções de base e catalisador são mantidas e não existem impurezas incorporadas ao material na sua manipulação, não há formação de subprodutos (Fig. 2.18). Caso

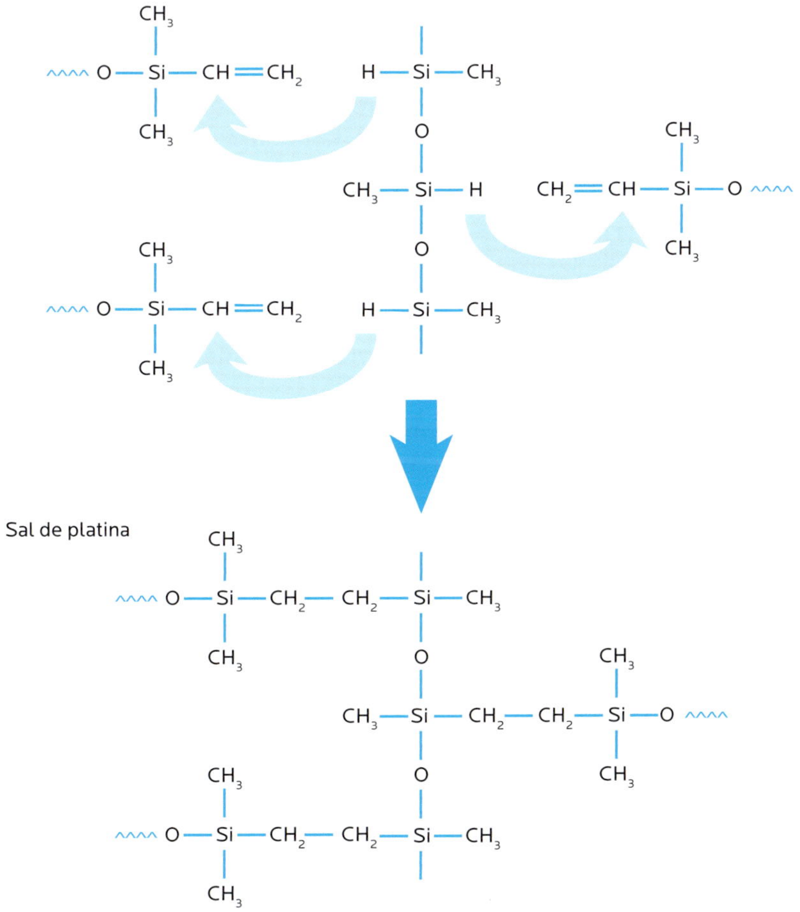

**SAIBA MAIS**

O enxofre proveniente das luvas de procedimento (látex), taças de borracha usadas para a profilaxia e lençóis de borracha do isolamento absoluto interfere na reação de polimerização dos silicones por condensação. Por isso, deve-se tomar cuidado ao utilizar esses materiais antes da moldagem. O processo de fabricação de algumas luvas de vinil emprega estabilizadores à base de enxofre, o que pode causar o mesmo efeito.

*Figura 2.18 – Representação esquemática da reação de polimerização dos silicones de adição.*

contrário, haverá a liberação de gás hidrogênio, que pode produzir microbolhas negativas no gesso que foi vazado imediatamente após a obtenção do molde. Os fabricantes adicionam ao silicone metais nobres, como platina ou paládio, que agem como captadores do hidrogênio liberado. Outra forma de compensar a liberação de hidrogênio é aguardar no mínimo uma hora para vazar o molde.

**COMPOSIÇÃO:** A pasta-base contém polimetil-hidrogenosiloxano, e a pasta catalisadora contém divinilpolidimetil siloxano. A pasta catalisadora tem o sal de platina como ativador, motivo pelo qual a pasta-base precisa ter o silicone híbrido. Retardadores estão presentes na pasta que contém o sal de platina. Agentes de carga são incorporados em ambas as pastas (Quadro 2.13).

Resumo da reação química:

$$\text{Grupos vinílicos} + \text{Polímero base de vinilsiloxano} \xrightarrow{\text{Sal platínico}} \text{Polímero (polivinilsiloxano)}$$

**APRESENTAÇÃO COMERCIAL:** O silicone de adição é encontrado na forma de massa (base e catalisadora) e também na forma de pasta (base e catalisadora). A massa é dispensada pelo fabricante em potes plásticos hermeticamente fechados com medidores por volume apropriado, e a pasta é apresentada em bisnagas plásticas individuais ou sistemas de automistura (Fig. 2.19). Os silicones por adição são fornecidos em diversas viscosidades.

**MANIPULAÇÃO:** O material leve e regular é fornecido na forma de pasta, e a massa densa é fornecida em dois potes (base e catalisador). Ambos, base e catalisador, apresentam viscosidades similares, portanto são mais fáceis de manipular do que os silicones por condensação. Por apresentarem pastas com consistências similares, o seu comportamento viscoelástico permite que o material possa ser dispensado por um sistema automático, também conhecido como automistura, como mostrado na Figura 2.19, geralmente utilizado para as consistências leves e regulares. Esse sistema permite melhor uniformidade na proporção e na mistura do material, menor incorporação de ar na mistura, redução no tempo de manipulação e menor possibilidade de contaminação. O material é misturado por meio dos espirais que estão na ponta da seringa e injetado diretamente sobre os dentes a serem moldados e na moldeira, na qual um adesivo apropriado foi aplicado.

A contaminação por enxofre (sulfetos) proveniente de luvas de látex e de algumas luvas de vinil inibe a cura do material, como descrito para os silicones de condensação. Essa contaminação é tão nociva que

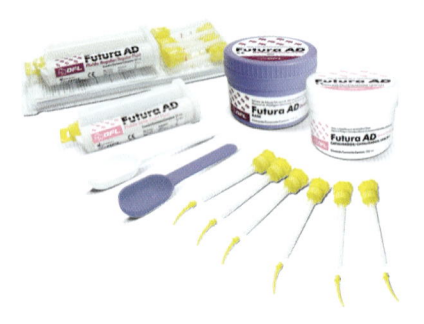

*Figura 2.19 – Apresentação comercial do silicone de adição (massa, cartuchos do material leve para automistura e acessórios).*

### QUADRO 2.13 – Composição do silicone de adição

| Pasta ou massa-base | Pasta ou massa catalisadora |
|---|---|
| • Polimetil-hidrogenosiloxano<br>• Sílica coloidal<br>• Corantes e aromatizantes | • Divinilpolidimetil siloxano, ácido cloroplatínico ou sal de platina<br>• Sílica coloidal<br>• Corantes e aromatizantes |

mesmo o toque com luva nas áreas a serem moldadas pode inibir a cura do material, algumas vezes em áreas críticas. Esse processo ocorre porque o enxofre reage com o ácido cloroplatínico, que é o ativador da reação de polimerização, inibindo-a no local contaminado.

*PROPRIEDADES*

**TEMPO DE TRABALHO E TEMPO DE PRESA:** Ao contrário dos silicones por condensação, a velocidade de cura dos silicones por adição é mais sensível à temperatura ambiente do que a dos polissulfetos. O tempo de trabalho e o tempo de presa podem ser aumentados em até 100% com a adição de um retardador fornecido pelo fabricante e com o resfriamento da placa de manipulação. Esse tipo de silicone pode ser resfriado antes do uso, pois tal resfriamento tem pouco efeito na viscosidade.

**HIDROFOBICIDADE:** Uma das desvantagens dos moldes de silicone é sua hidrofobicidade. Para compensar isso, os fabricantes têm feito silicones de adição mais hidrofílicos, ou seja, com maior afinidade com a água.

**ELASTICIDADE:** Os silicones de adição são os materiais que apresentam a melhor elasticidade entre os elastômeros. Esses materiais apresentam os mais baixos coeficientes de deformação permanente, sendo que a alteração após a remoção de áreas retentivas é praticamente inexistente.

**ENERGIA DE RUPTURA:** A resistência ao rasgamento é adequada, similar àquela dos silicones de condensação. Os materiais são altamente viscoelásticos, ou seja, empregando-se uma força de remoção rápida, é produzida uma resposta elástica sem o rompimento do silicone de adição.

**ESTABILIDADE DIMENSIONAL:** Os silicones de adição são os materiais mais estáveis, pois nenhum subproduto volátil é liberado para causar contração, e também não apresentam polimerização residual. A excelente estabilidade dimensional e sua superior elasticidade permitem que vários modelos possam ser obtidos de uma mesma moldagem, com o mesmo grau de precisão.

**BIOCOMPATIBILIDADE:** Os silicones de adição são altamente biocompatíveis. O perigo em deixar algum pedaço de material durante a sua remoção pode ser evitado pelo manuseio cuidadoso do material e pela inspeção cuidadosa das margens, para assegurar que não tenham sido rasgadas. Algumas marcas comerciais, como o Express (3M), têm sido modificadas pelo fabricante para tornarem-se radiopacas e passíveis de serem detectadas radiograficamente.

**VIDA ÚTIL:** O tempo de vida útil dos silicones de adição é longo e maior do que o dos silicones de condensação. Os tubos de material precisam ser hermeticamente fechados, porque o ar os deteriora. A vida útil do material pode ser prolongada se o material for armazenado em ambiente refrigerado e sem umidade.

**FUNÇÃO DE MOLDEIRA:** A utilização de moldeira de estoque em vez de individual está associada ao uso das massas densas na técnica de reembasamento. A massa funciona como uma moldeira individual para que o material leve seja colocado, como descrito anteriormente sobre essa técnica. A utilização de adesivos é necessária para a união

**LEMBRETE**

Os silicones de adição são os materiais que apresentam a melhor elasticidade entre os elastômeros.

do material à moldeira. Se o material for usado corretamente, resultados clinicamente aceitáveis poderão ser produzidos por diversas técnicas de moldagem, com o uso de moldeira individual, dupla moldagem ou moldagem simultânea.

**DESINFECÇÃO:** Pode ser feita por imersão ou borrifamento de solução de hipoclorito a 1% de 10 a 15 minutos. Tempos superiores podem remover o componente que produz o efeito hidrofílico no material.

**PREPARO DOS MODELOS E TROQUÉIS:** Em virtude de sua estabilidade dimensional, o molde não precisa ser vazado em gesso imediatamente. Pesquisas têm mostrado que modelos vazados entre 24 horas e uma semana foram tão precisos quanto os vazados na primeira hora.

As características hidrófobas dos silicones de adição permitem que o material tenha uma alta tensão superficial. Com isso, torna-se difícil vazar o modelo sem bolhas. A aplicação de redutor de tensão superficial faz com que o gesso escoe mais facilmente na superfície do molde.

A estabilidade dimensional dos silicones por adição, assim como sua mínima interação com o gesso, permite múltiplos vazamentos.

**TÉCNICAS DE MOLDAGEM:** As moldagens podem ser de três tipos: simples, simultânea (ou dupla espatulação) e dupla moldagem ou impressão (técnica do reembasamento).

A **moldagem simples** consiste em moldar de uma única vez o paciente, podendo ou não haver a remoção de um componente. Quando isso ocorre, a técnica é chamada de **moldagem simples com transferência**. Esse componente pode ser moldeira unitária, parcial (contendo um material mais fluido) ou peça protética, junto com a moldagem.

Na moldagem simultânea ou **dupla espatulação**, o profissional manipula o material na consistência de pasta e o auxiliar manipula na forma de massa, por exemplo. No momento da moldagem, a moldeira é carregada simultaneamente com a massa e a pasta. São necessários dois operadores, a moldagem é feita ao mesmo tempo com o material nas duas consistências, ou seja, moldagem simultânea com a consistência de massa e pasta.

Já na **técnica do reembasamento**, também conhecida como **dupla impressão** ou **dupla moldagem**, é feita uma primeira moldagem, geralmente com a consistência de massa, e em seguida é feito um alívio na moldagem com auxílio de um instrumental cortante (lâmina de bisturi) da região em que se deseja detalhe na moldagem. Em seguida, é feita uma segunda moldagem, com o material de menor viscosidade.

---

**ATENÇÃO**

Uma camada grossa do redutor de tensão superficial pode afetar a precisão dimensional do molde, causar uma redução da dureza da superfície do gesso e tornar essa superfície porosa.

**SAIBA MAIS**

Materiais monofásicos ou de viscosidade única estão se tornando populares. Eles são fornecidos com dois componentes, base e catalisador, mas o material utilizado na seringa e na moldeira é o mesmo. Quando utilizado com o sistema de automistura, esse tipo de material é mais conveniente para o profissional.

**LEMBRETE**

A remoção rápida da moldagem deve ser feita após "quebrar-se" o selamento de ar. Isso reduz a deformação permanente e maximiza a resistência do material ao rasgamento.

# 3

# Gessos odontológicos

*JOÃO ADOLFO CZERNAY*
*MARCELO CARVALHO CHAIN*

Os produtos à base de gesso são amplamente conhecidos, sendo utilizados tanto em procedimentos clínicos como laboratoriais. Atualmente, além da indicação para confecção de modelos já consagrados desde longa data, esses produtos são encontrados em materiais para enxerto, para revestimentos e, ainda que em pequenas quantidades, fazem parte da composição dos alginatos odontológicos. Neste capítulo, abordaremos apenas o gesso odontológico e as novas formulações de produtos à base de gesso desenvolvidas recentemente.

Tão importante quanto a etapa clínica, que engloba desde um correto diagnóstico até o ajuste oclusal final em boca, a etapa laboratorial não pode e não deve ser negligenciada. Uma prótese de boa qualidade inclui, dentre vários requisitos, uma adequada adaptação, e o modelo de gesso tem um importante papel na obtenção de uma cópia fiel em detalhes e na dimensão da estrutura a ser reproduzida (Fig. 3.1).

*Figura 3.1 – O modelo de gesso tem um importante papel na obtenção de uma cópia fiel em detalhes e na dimensão da estrutura a ser reproduzida (Zero Stone, Dentona - gesso especial do tipo IV com 0% de expansão e 100% de precisão).*

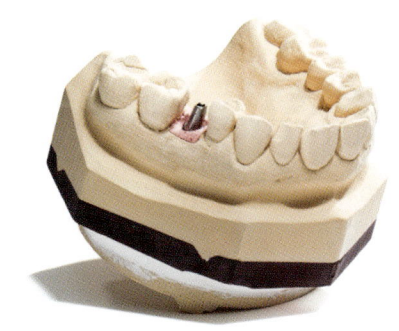

### OBJETIVOS DE APRENDIZAGEM

- Conhecer os aspectos relacionados à fabricação e à composição dos gessos odontológicos
- Distinguir os diferentes tipos de gesso e suas aplicações na odontologia
- Discutir os aspectos relacionados à manipulação dos gessos odontológicos
- Conhecer as propriedades dos diferentes tipos de gesso odontológico

### SAIBA MAIS

Entre as novidades, destacam-se os gessos modificados por resina, gessos com expansão zero, com fluidez aumentada, para montagem em articulador, com tempo de presa reduzido e, mais recentemente, produtos desenvolvidos para aplicação de modelos a serem escaneados no sistema CAD/CAM.

## FABRICAÇÃO

O principal componente dos gessos odontológicos é o sulfato de cálcio hemi-hidratado ($CaSO_4 \cdot 1/2\ H_2O$). Ele pode ser obtido do mineral gipsita, que é o sulfato de cálcio di-hidratado ($CaSO_4 \cdot 2H_2O$), ou de um processo químico (sintético) por meio do subproduto de reações na purificação do ácido fosfórico.

Para a obtenção do gesso (sulfato de cálcio hemi-hidratado), parte da água de cristalização é removida da gipsita (sulfato de cálcio di-hidratado) durante o processo de calcinação (aquecimento). À medida que a temperatura de calcinação aumenta, diferentes tipos de partículas são obtidos (Tab. 3.1).

### TABELA 3.1 – Processo de calcinação para obtenção do gesso

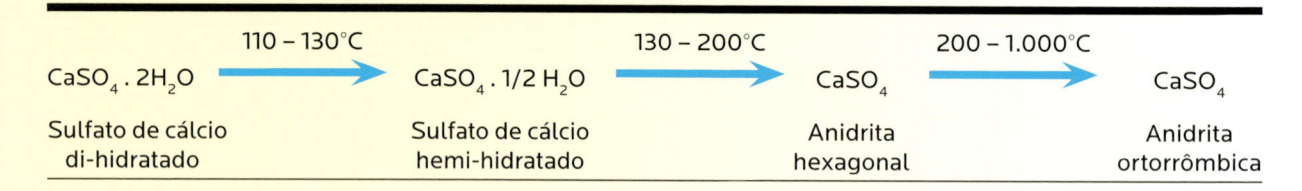

| | 110 – 130°C | | 130 – 200°C | | 200 – 1.000°C | |
|---|---|---|---|---|---|---|
| $CaSO_4 \cdot 2H_2O$ | → | $CaSO_4 \cdot 1/2\, H_2O$ | → | $CaSO_4$ | → | $CaSO_4$ |
| Sulfato de cálcio di-hidratado | | Sulfato de cálcio hemi-hidratado | | Anidrita hexagonal | | Anidrita ortorrômbica |

## GESSO COMUM (PLASTER)

Também conhecido como sulfato de cálcio hemi-hidratado, é aquecido em recipiente a céu aberto em temperatura aproximada de 110 a 130°C, para a obtenção de partículas do tipo β (beta). São partículas fofas, irregulares e porosas, o que demanda mistura com grande quantidade de água.

## GESSO PEDRA (HIDROCAL)

Quando aquecido (aproximadamente 125°C) em uma autoclave, a desidratação gera partículas tipo α (alfa), as quais são partículas cristalinas de forma prismática, densas (menos porosas) e regulares. São utilizadas para fabricar gesso-pedra de resistência baixa a moderada.

## GESSO PEDRA MELHORADO (DENSITE)

O processo de calcinação envolve a fervura da gipsita na presença do cloreto de cálcio. Em seguida, o cloro é enxaguado com água quente. As partículas são ainda mais densas, regulares e lisas que as do gesso-pedra e são utilizadas para fabricar gessos de alta resistência.

Os três tipos de partículas descritos formam os quatro tipos de gesso atualmente utilizados em odontologia. Apesar de apresentarem basicamente a mesma fórmula química, características como densidade, tamanho e área total de superfície os diferenciam, determinando quantidades de água diferentes e resultando em gessos com propriedades únicas e indicações particulares.

## APRESENTAÇÃO

O gesso geralmente é apresentado em diferentes cores e várias embalagens, normalmente de 1 ou 5 kg, e o profissional dimensiona a quantidade exata a ser utilizada. Pode também ser encontrado em embalagens individuais pré-dosadas, de mais fácil utilização e com a vantagem de evitar a contaminação pela umidade. Há ainda outras formas disponíveis, como o gesso de presa rápida apresentado em um pote hermeticamente fechado com dose única de pó e um frasco de dose única de líquido. O frasco é posicionado sobre a superfície do pote, de modo a perfurar o lacre e despejar seu líquido, efetuando a mistura. Esse tipo de embalagem permite que a mistura seja feita sem espátula ou gral, o que facilita muito sua utilização (Fig. 3.2).

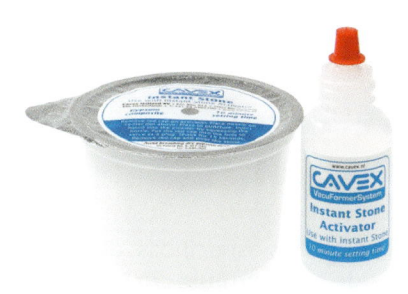

*Figura 3.2 – Gesso instantâneo da Cavex em dispositivo próprio, acompanhado de seu ativador líquido. Esse gesso tem tempo de presa de somente 10 minutos e é manipulado agitando-se o pó com o líquido em sua própria embalagem.*

## COMPOSIÇÃO

Além do sulfato de cálcio hemi-hidratado, que é o componente principal dos gessos odontológicos, podem ser adicionadas substâncias para modificar suas propriedades (tempo de presa e expansão), as quais variam de fabricante para fabricante. O sulfato de potássio ($K_2SO_4$) é um desses componentes, o qual reage com a água formando a sinergita, composto que cristaliza mais rapidamente, agindo, portanto, como um acelerador quando em concentração em solução de 2% em água. O próprio gesso (sulfato de cálcio hemi-hidratado), quando em concentração abaixo de 20%, age como um acelerador efetivo, reduzindo o tempo de presa pelo aumento dos núcleos de cristalização.

Outro acelerador encontrado é o cloreto de sódio, que, em pequenas concentrações, fornece pontos adicionais de cristalização. No entanto, quando utilizado em altas concentrações (>20%), o cloreto de sódio age como retardador, ou seja, aumenta o tempo de presa, pois se deposita na superfície dos cristais. O citrato de potássio e o bórax ($Na_2B_4O_7$) são retardadores, sendo que este último forma o tetraboreto de cálcio, que se deposita na superfície dos cristais.

A associação de goma arábica (1%) com óxido de cálcio (0,1%) pode ser adicionada ao gesso a fim de formar uma película sobre as partículas, diminuindo assim a quantidade de água. Podem-se encontrar ainda frações de goma arábica associadas ao carbonato de cálcio, que teria como função aumentar a adesão entre as partículas, diminuindo também a quantidade de água necessária.

**LEMBRETE**

Além do sulfato de cálcio hemi-hidratado, que é o componente principal dos gessos odontológicos, diversas outras substâncias podem ser acrescentadas ao gesso para modificar algumas de suas propriedades.

## CLASSIFICAÇÃO

**SAIBA MAIS**

A composição dos gessos odontológicos é basicamente a mesma, o sulfato de cálcio hemi-hidratado. No entanto, dependendo da maneira como é realizada a calcinação, podem-se obter duas formas cristalinas distintas: o hemidrato α (gesso-pedra), que apresenta cristais mais densos, de forma mais prismática e de tamanhos regulares, e o hemidrato β (gesso comum), que apresenta cristais mais esponjosos, com forma e tamanho mais irregulares.

Os gessos estão classificados em cinco tipos, de acordo com a especificação nº 25 da ASNSI/ADA.[1]

- Tipo I – gesso para moldagem (Paris).
- Tipo II – gesso comum
- Tipo III – gesso pedra
- Tipo IV – gesso pedra especial (baixa expansão)
- Tipo V – gesso pedra especial (alta expansão)

## INDICAÇÕES

Cada tipo de gesso tem indicações específicas, de acordo com as propriedades decorrentes de sua estrutura cristalina.

**Tipo I:** Atualmente em desuso, esse gesso para moldagem já foi completamente substituído.

**Tipo II:** Gesso para modelos de estudo e planejamento, preenchimento de muflas, modelos preliminares em prótese total, fixação de modelo em articulador.

**Tipo III:** Gesso para montagem em articulador de alta precisão, modelos para confecção de aparelhos ortodônticos, placas de clareamento e placas interoclusais.

**Tipo IV:** Gesso para confecção de troquéis nos quais serão realizados enceramentos para a confecção de trabalhos cerâmicos ou metalocerâmicos. É também indicado para a confecção de modelos para a confecção de provisórios, placas prensadas, núcleos fundidos, próteses totais, próteses parciais removíveis e próteses sobre implantes.

**Tipo V:** Gesso para a fundição de ligas com alta contração de solidificação.

## REAÇÃO QUÍMICA

A reação química, chamada de "reação de cristalização", ocorre de maneira inversa, ou seja, a mistura do sulfato de cálcio hemi-hidratado com a água tem como consequência a formação do sulfato de cálcio di-hidratado com a liberação de calor (reação exotérmica).

### FÓRMULA

$(CaSO_4)_2 \cdot H_2O + 3 H_2O \rightarrow 2\ CaSO_4 \cdot 2H_2O + 3900\ cal/g\ mol$

Dois pontos importantes devem ser observados. O primeiro deles é que existe uma quantidade específica e única indicada de água para misturar com cada tipo de gesso, determinada pela porosidade das partículas e pelo formato dos cristais durante o processo de calcinação. O segundo ponto importante é que nem toda a água da mistura será consumida durante a reação de cristalização. A água em excesso é fundamental para umedecer as partículas do pó durante a mistura.

A teoria mais aceita para o mecanismo de presa do gesso é a teoria da dissolução/precipitação (cristalina), que pode ser explicada pela diferença de solubilidade do sulfato de cálcio di-hidratado e hemi-hidratado. O Quadro 3.1 apresenta a provável sequência dessa reação.

### QUADRO 3.1 – Sequência da reação de cristalização dos gessos odontológicos

1) Parte do hemi-hidratado do sulfato de cálcio se dissolve em água, formando uma suspensão.
2) O hemi-hidratado sulfato de cálcio dissolvido (suspensão) reage com a água e forma o di-hidratado sulfato de cálcio.
3) A solubilidade do di-hidratado sulfato de cálcio é muito baixa (menos solúvel que o hemi-hidratado), formando uma solução supersaturada que começa a precipitar.
4) A solução supersaturada é instável, e o di-hidratado sulfato de cálcio se precipita na forma de cristais estáveis.
5) Conforme os cristais estáveis de di-hidratado sulfato de cálcio se precipitam da solução, mais hemi-hidratado sulfato de cálcio é dissolvido, e isso continua até todo o hemi-hidratado ter sido dissolvido.

## EXPANSÃO DA PRESA

Quando observamos a reação química, deduzimos que existe uma contração volumétrica específica para cada tipo de gesso (Tab. 3.3) após a reação de cristalização, que pode ser explicada pela redução do volume equivalente, em que o sulfato de cálcio di-hidratado é 7,1% menor que a soma dos volumes do hemi-hidratado e da água, como mostrado na Tabela 3.2. Porém, o que ocorre realmente é uma expansão linear (0,2 a 0,4%), que pode ser explicada pelo choque dos cristais durante seu crescimento, tentando empurrar um ao outro em uma solução supersaturada. Em decorrência dessa interação cristalina, o espaço intercristais formado explica as porosidades internas do gesso cristalizado após a evaporação da água.

**LEMBRETE**

Nos gessos tipo V, são adicionados produtos para aumentar sua expansão, que pode chegar até 0,30%. Isso compensa a contração durante a fundição de determinado tipo de liga.

### TABELA 3.2 – Alteração do volume equivalente (contração volumétrica do gesso)

|  | $(CaSO_4)_2 \cdot H_2O$ | + | $3\ H_2O$ | → | $2\ CaSO_4 \cdot 2H_2O$ |
|---|---|---|---|---|---|
| **Volume equivalente** | 105 |  | 54 |  | 148 |
|  | 105 + 54 = 159 |  |  | — | 148 |
| **Total** | 148 − 159 = − 11 (−7,1%) |  |  |  |  |

TABELA 3.3 – **Diferentes tipos de gesso e suas respectivas expansões de presa**

| Produto | Expansão de presa (%) |
| --- | --- |
| Gesso comum – Tipo II | 0,20 – 0,30% |
| Gesso pedra – Tipo III | 0,08 – 0,10% |
| Gesso pedra especial (baixa expansão) – Tipo IV | 0,05 – 0,07% |
| Gesso pedra especial (alta expansão) – Tipo V | 0,30% |

## RELAÇÃO ÁGUA/PÓ

**ATENÇÃO**

A quantidade de água recomendada pelo fabricante deve ser seguida com precisão para a obtenção de modelos fiéis e com a resistência adequada.

**LEMBRETE**

O aumento na relação A/P diminui a resistência do modelo de gesso.

A quantidade de água influencia muito o tempo de presa e a resistência do gesso. Por isso, tanto a quantidade de água como a do pó devem ser pesadas. Essa relação é conhecida como A/P (água/pó), ou quociente obtido pelo volume da água dividido pelo peso do pó. Conforme essa relação, se misturarmos 24 mL de água com 100 g. de gesso comum, teremos uma relação de 0,24.

Cada gesso tem uma relação diferente (especificação nº 25 ANSI/ADA, ISO 6873),[1,2] que varia de acordo com o fabricante (Tab. 3.4). Desse modo, podemos concluir que quantidades diferentes de água para mistura são indicadas para a obtenção de propriedades físicas e químicas adequadas. O excesso de água aumenta a fluidez e facilita o escoamento do gesso nos rebaixes dos moldes, mas compromete a resistência e aumenta o tempo de presa. Da mesma forma, a escassez de água pode ocasionar um gesso mais resistente, porém com maior possibilidade de incorporação de bolhas durante o vazamento, em razão de sua menor fluidez.

TABELA 3.4 – **Diferentes tipos de gesso e suas respectivas relações água/pó (A/P)**

| Tipo | Relação A/P |
| --- | --- |
| Gesso comum – Tipo II | 0,45 – 0,50 |
| Gesso pedra – Tipo III | 0,28 – 0,30 |
| Gesso pedra especial (baixa expansão) – Tipo IV | 0,22 – 0,24 |
| Gesso pedra especial (alta expansão) – Tipo V | 0,18 – 0,22 |

## MANIPULAÇÃO

A manipulação (mistura) do gesso pode ser manual ou mecânica. A forma mecânica é sempre preferível, pois é feita por misturadores especiais que geralmente possuem um dispositivo para succionar o ar durante a mistura, o que resulta em um material mais homogêneo, com melhores propriedades e com menor suscetibilidade a bolhas.

Algumas variáveis na manipulação podem alterar o tempo de presa e algumas propriedades do gesso, especialmente a resistência. A temperatura da água da mistura também pode ter um efeito, mesmo que discreto, na velocidade da reação. Quando ocorre um aumento na temperatura da água, a taxa de solubilidade do hemi-hidratado e do di-hidratado é acelerada, e o tempo de presa é estendido.

Em 20°C, a proporção de solubilidade dos sulfatos de cálcio di-hidratado e hemi-hidratado é de aproximadamente 4,5 (dissolvem-se 4,5 vezes mais mono-hidratos que di-hidratos). Um aumento na temperatura reduz essa solubilidade, e a reação fica lenta. Caso a temperatura seja, por exemplo, de 100°C, essa taxa fica em torno de um, ou seja, não ocorre reação de cristalização. Em termos práticos, se a temperatura da água estiver entre 0 e 50°C, haverá uma pequena alteração do tempo de presa; contudo, se a temperatura for maior que 50°C, haverá um aumento gradual no retardo desse tempo, até que em 100°C não ocorrerá nenhuma reação.

> **ATENÇÃO**
>
> Um aumento no tempo e na velocidade de espatulação diminui o tempo de presa pela quebra adicional dos cristais que estão se formando. Isso gera mais núcleos de cristalização, o que acelera o processo de presa. Já a diminuição da resistência pode ser explicada pela fratura dos cristais recém-formados, o que causa um menor entrelaçamento intercristalino no produto final resultante.

## TEMPO DE ESPATULAÇÃO

É o tempo desde o início da mistura do pó à água até o final da espatulação. Para a manipulação manual (mais comum), é utilizado um gral de borracha, uma espátula plástica ou metálica, uma balança e uma proveta. O gesso (pó) deve ser pesado, e a água deve ser medida em volume. A relação específica para cada tipo de gesso (relação A/P) deve ser seguida de acordo com as normas do fabricante. O tempo recomendado para a manipulação manual é de cerca de 1 minuto, enquanto para a espatulação mecânica, que utiliza misturadores a vácuo, preconiza-se um tempo de 30 segundos.

## TEMPO DE TRABALHO

É o tempo decorrido desde o começo da manipulação até o material apresentar fluidez suficiente para ser vazado nos detalhes (rebaixes) do molde. Geralmente leva em torno de 3 minutos.

## TEMPO DE PERDA DO BRILHO

É o tempo até a água de cristalização começar a ser consumida para formar o di-hidratado, o que leva em média 9 minutos (tempo próximo ao tempo de presa inicial).

## TEMPO DE HIDRATAÇÃO

Ocorre quando parte da água de cristalização já foi consumida, o que pode conferir ao modelo de gesso aproximadamente 80% da sua resistência à compressão. Para saber clinicamente quando ocorre o tempo de hidratação, basta checar o resfriamento do modelo, visto a reação ser exotérmica. Esse tempo geralmente oscila em torno de 50 minutos, quando então é possível separar com segurança o modelo do molde.

# PROPRIEDADES

As propriedades dos produtos de gesso são regulamentadas pela especificação nº 25 ANSI/ADA (ISO 6873).[1,2] As principais propriedades são descritas a seguir.

## RESISTÊNCIA À COMPRESSÃO

Como a resistência à compressão está inversamente relacionada à proporção A/P da mistura, fica claro que o gesso com maior resistência é o que utiliza menor quantidade de água. Porém, é importante lembrar que a utilização de uma menor quantidade de água do que a recomendada para um determinado gesso é uma prática inaceitável, uma vez que a proporção ideal A/P é determinada pelo fabricante para que o gesso tenha adequada resistência e água suficiente para que a reação se complete. Da mesma forma, o aumento dessa relação produz um gesso fluido e mais fácil de vazar no molde, resultando em um modelo mais fraco e poroso.

**LEMBRETE**

O aumento da relação A/P determina uma maior porosidade, reduzindo a resistência seca do material.

Existem dois tipos de resistência, a úmida (verde) e a seca. A resistência úmida (parcial) é obtida quando ainda há excesso de água no modelo. Quando a totalidade da água é eliminada, obtém-se a resistência seca, que é alcançada em aproximadamente 7 dias, dependendo da temperatura e da umidade do ambiente. Essa resistência é aproximadamente duas vezes maior que a resistência úmida. O aumento da resistência pode ser explicado pela precipitação dos cristais finos de gipsita à medida que a água evapora, ancorando os cristais mais largos.

A utilização de uma maior ou menor quantidade de água do que a recomendada para um determinado gesso é uma prática inaceitável, uma vez que a proporção ideal A/P é determinada pelo fabricante para que o gesso tenha adequada resistência.

**TABELA 3.5** – Diferentes tipos de gesso e suas respectivas resistências à compressão (MPa)

| Produto | Resistência à compressão (MPa) após 1 h |
| --- | --- |
| Gesso comum – Tipo II | 4 Mpa |
| Gesso pedra – Tipo III | 9 Mpa |
| Gesso pedra especial (baixa expansão) – Tipo IV | 20 – 30 Mpa |
| Gesso pedra especial (alta expansão) – Tipo V | 48 Mpa |

## RESISTÊNCIA À ABRASÃO

A dureza superficial dos gessos é baixa. A resistência à abrasão é atingida antes do que a resistência à compressão, visto que essa propriedade é medida na superfície e alcança uma condição seca mais rapidamente do que o interior da massa de gesso. Muitos produtos como monômeros de metilmetacrilato e resina epóxica têm sido adicionados para melhorar a abrasão, provocando um aumento de 15 para 41% nessa resistência. Contudo, tal incorporação causa uma diminuição na resistência à compressão, que pode ser explicada pela falta de união dos cristais de gesso com as partículas adicionadas, que agem como cunhas durante a compressão.

## RESISTÊNCIA À TRAÇÃO

A resistência à tração dos gessos é muito baixa. Para o gesso comum, essa resistência é de aproximadamente 20% de resistência à compressão. Já para o gesso-pedra para troquéis, é de aproximadamente 10%. Na prática, a fratura do gesso cristalizado ocorre tipicamente em tração, razão pela qual esse tipo de teste é o mais indicado para medir a resistência.

## REPRODUÇÃO DETALHES

A especificação nº 25 ANSI/ADA (ISO 6873)[1,2] normatiza que os gessos tipo II reproduzam fissuras da ordem de 75 μm de largura, e os gessos tipo III a V reproduzam fissuras de 50 μm. A reprodução de detalhes está relacionada com a porosidade superficial do gesso e com o tipo de material de moldagem. Como a porosidade superficial do gesso é maior quando comparada com a do gesso modificado por resina epóxica, este último tende a reproduzir melhor os detalhes.

**LEMBRETE**

Materiais de moldagem hidrofóbicos, como alguns silicones e polissulfetos, tendem a repelir água, necessitando da aplicação prévia no molde de um surfactante não iônico.

# GESSOS MODIFICADOS

**GESSOS SINTÉTICOS** Vários gessos sintéticos estão disponíveis atualmente, como os gessos Rock Plus (Polidental) e Tuff Rock 44 (Talmax). Tais gessos sintéticos Tipo IV têm baixa expansão (0,05%), alta resistência e fidelidade na reprodução do molde, sem porosidade. O fabricante do Tuff Rock 44 alega que esse produto apresenta tixotropia graças à fórmula 44, além de apresentar compostos defloculates que ajudam na diminuição das bolhas.

**GESSOS MODIFICADOS POR RESINA** Os gessos modificados por resina epóxica (menos comum) ou com monômero de metilmetacrilato já polimerizado têm como principal característica a melhor reprodução dos detalhes e o aumento na resistência à abrasão (de 15 para 41%). Esses gessos apresentam arestas limpas e definidas após o corte do modelo, aspectos que são indispensáveis para uma boa reprodução de detalhes e que não ocorrem nos modelos à base de gesso não modificado, por causa de sua porosidade superficial.

Um bom exemplo da melhoria dos gessos modificados por resinas é o gesso Plastique (Fig. 3.3), produzido pela Rutenium. De acordo com a empresa, um aditivo solúvel em água está presente no pó fino do gesso. Desse modo, durante o processo de endurecimento e

**LEMBRETE**

A desvantagem apresentada pelos gessos modificados por resina é a diminuição da resistência à compressão.

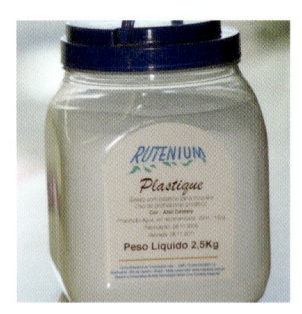

*Figura 3.3 – Gesso Plastique, da Rutenium, modificado por resina.*

secagem do modelo, finos microscópicos filamentos plásticos são formados na estrutura sólida dos modelos, provendo condições para cortes precisos, com arestas limpas e livres de pequenas trincas, comuns aos gessos não alterados. Esse tipo de gesso apresenta como vantagens tempo de presa de 10 a 12 minutos, plasticidade de mistura desejável, excelente resistência à compressão (> 490 Kg/cm$^2$), dureza excelente para ser cortado em troquéis, baixa expansão (máx. 0,10%) e arestas limpas e precisas podendo ainda ser polido para um ótimo acabamento.

Outro exemplo é o gesso Implant Stone, da Polidental. Trata-se de um gesso tipo IV resinado de baixíssima expansão (0,06%), boa resistência à compressão (1.300 kg/cm$^2$), maior fluidez, maior fidelidade e com tempo de presa de 10 minutos. O gesso Esthetic-base 300, da Dentona, (Fig. 3.4) é reforçado por resina, tixotrópico e tem baixa expansão.

**GESSO EXPANSÃO ZERO** Lançado recentemente, o gesso com expansão zero da Dentona, chamado de ZERO Stone, é um gesso tipo IV que apresenta 0% de expansão (Fig. 3.5).

**GESSO DE FLUIDEZ MODIFICADA** Esse gesso tipo IV, com alta fluidez, foi desenvolvido com o propósito de diminuir a possibilidade de bolhas no modelo. Apresenta expansão de 0,08% e uma resistência à compressão de 600 kg/cm$^2$. Um exemplo é o Rutenium Base Fluss.

**GESSO MODIFICADO PARA MONTAGEM** É um gesso-pedra com tempo de presa extrarrápido (3 a 5 minutos) indicado para a montagem de modelos em articuladores (Fig. 3.6). Apresenta resistência à compressão de 120 a 150 kg/cm$^2$ e uma expansão aproximada de 0,15%. A Rutenium disponibiliza esse produto com o nome de gesso para montagem. A Polidental também possui o Gesso Artic Stone, que apresenta expansão máxima de 0,05% com presa rápida.

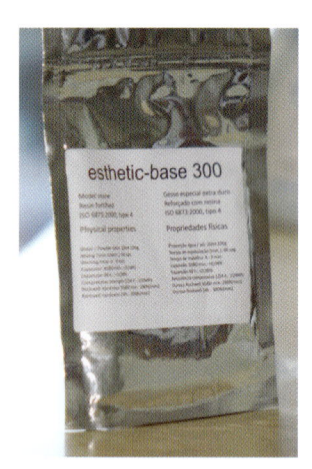

*Figura 3.4 – O gesso Esthetic-base 300, da Dentona, é reforçado por resina, tixotrópico e com baixa expansão.*

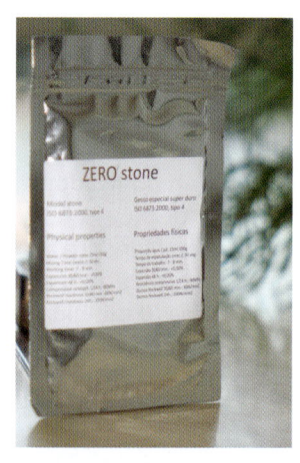

*Figura 3.5 – O gesso Zero Stone, da Dentona, é um gesso tipo IV com 0% de expansão.*

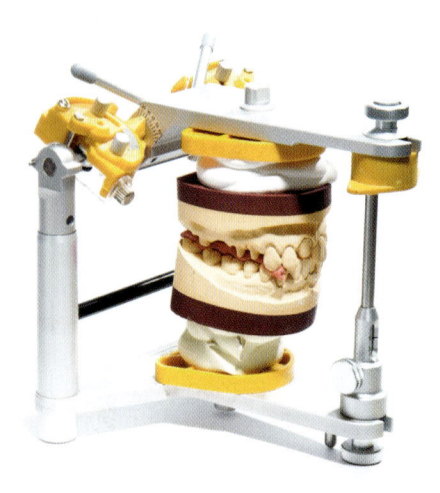

*Figura 3.6 – Gesso Zero – Arti, da Dentona, para união de modelos a articuladores com 0% de expansão.*

# CONTROLE DE INFECÇÃO

A prática odontológica está associada ao contato direto com pacientes, o que deixa os profissionais dessa área expostos a microrganismos que geram doenças infecciosas, como tuberculose, herpes simples, hepatite B (HBV), entre outras. Dos microrganismos que podem estar presentes na microbiota bucal, o vírus da hepatite é o mais facilmente transmissível, especialmente por estar presente na saliva e em alta concentração no sangue.

Desse modo, os profissionais precisam tomar algumas medidas preventivas para evitar a contaminação cruzada entre paciente, cirurgião-dentista, auxiliares de consultório e técnicos de laboratório de prótese. Uma preocupação especial diz respeito à manipulação das moldagens odontológicas, pois os moldes devem ser desinfetados por meio de imersão em soluções químicas que possuem ação bactericida. Os modelos também devem seguir o mesmo protocolo. Vários estudos demonstraram que a imersão em glutaraldeído alcalino a 2% durante 10 minutos não alterou a resistência à compressão e a tração diametral dos modelos.

> **ATENÇÃO**
>
> Por estarem expostos a diversos microrganismos que causam doenças infecciosas, os profissionais de odontologia devem tomar algumas medidas preventivas para evitar a contaminação cruzada.

# 4

# Resinas acrílicas

BETSY KILIAN MARTINS LUIZ
CARLA MIRANDA
MARCELO CARVALHO CHAIN

**OBJETIVOS DE APRENDIZAGEM**
- Conhecer a composição básica das resinas acrílicas
- Distinguir os tipos de resinas acrílicas, suas aplicações clínicas e suas apresentações comerciais
- Compreender os aspectos relacionados à manipulação das resinas acrílicas
- Conhecer as diferentes propriedades das resinas acrílicas

**Polímero**
É um plástico de alta estabilidade dimensional à base de polimetilmetacrilato, utilizado principalmente para a confecção de próteses totais e dentes artificiais.

Os polímeros à base de metacrilato ou resinas acrílicas vêm obtendo popularidade na odontologia porque são econômicos e podem ser produzidos facilmente por métodos simples. Eles constituem um grupo de plásticos que apresentam as propriedades essenciais e as características necessárias para o uso na cavidade bucal. Essas características de desempenho estão relacionadas a aspectos biológicos, físicos, estéticos e de manipulação.

A resina acrílica se solidifica quando é polimerizada. Nesse processo, ocorre uma série de reações químicas pelas quais a macromolécula ou polímero é formada. O polímero é constituído por uma ou várias unidades estruturais simples, chamadas monômeros, ligadas entre si ao longo da cadeia do polímero por ligações covalentes.

## COMPOSIÇÃO BÁSICA

A maioria dos sistemas de resinas de polimetilmetacrilato apresenta-se nas formas de pó e líquido (Quadro 4.1). O pó consiste em esferas pré-polimerizadas de polimetilmetacrilato e uma pequena quantidade de peróxido de benzoíla, o iniciador. O líquido é predominantemente um metilmetacrilato não polimerizado, com pequenas quantidades de hidroquinona, um inibidor. A hidroquinona previne a polimerização ou presa do líquido durante sua estocagem.

O glicoldimetilmetacrilato é o agente comumente usado para a formação de ligação cruzada em resinas para base de prótese total.

## QUADRO 4.1 – Componentes dos sistemas de resina de poli (metilmetacrilato)

| Pó | Líquido |
|---|---|
| Polímero acrílico ou copolímero (polimetacrilato de metila) | Monômero (metacrilato de metila) |
| Iniciador (peróxido de benzoíla) | Inibidor (hidroquinona) |
| Pigmentos ($TiO_2$) | Acelerador (dimetil p-toluidina, amina) |
| Corantes, opacificadores e plastificantes | Plastificante |
| Fibras orgânicas coradas | Agente de ligação cruzada (glicol-etileno-dimetacrilato) |

Ele promove a união entre as cadeias de polímero, gerando uma estrutura em forma de rede que aumenta sua resistência à deformação.

# TIPOS DE RESINAS ACRÍLICAS

### RESINA ACRÍLICA ATIVADA QUIMICAMENTE (RAAQ)
A RAAQ, também conhecida como resina de polimerização fria ou autopolimerizável, tem sua reação de polimerização ativada quimicamente. Apesar de possuir o tipo de polimerização menos eficiente, ela é incrivelmente prática e simples de usar, o que justifica sua popularidade.

### RESINA ACRÍLICA ATIVADA TERMICAMENTE (RAAT)
A polimerização da RAAT é alcançada pela aplicação de calor, que é mantido até a polimerização completa. O grau de polimerização das RAAT é maior do que o da RAAQ, em virtude da maior formação de ligações cruzadas. Em razão disso, a RAAT possui maior resistência mecânica e melhores características estéticas.

A Figura 4.1 mostra uma representação esquemática da reação de polimerização das resinas acrílicas ativadas química e termicamente.

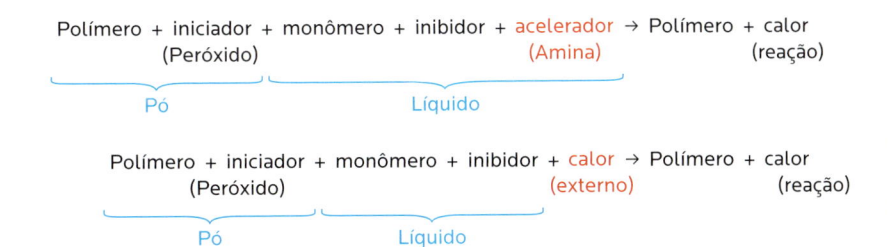

Polímero + iniciador + monômero + inibidor + acelerador → Polímero + calor
           (Peróxido)                        (Amina)              (reação)
   └──Pó──┘         └────────Líquido────────┘

Polímero + iniciador + monômero + inibidor + calor → Polímero + calor
           (Peróxido)                      (externo)            (reação)
   └──Pó──┘         └────────Líquido────────┘

*Figura 4.1 – Representação esquemática da reação de polimerização das resinas acrílicas ativadas química e termicamente.*

# REAÇÃO QUÍMICA

O processo de polimerização ocorre por adição e tem três estágios: indução, propagação e terminação.

> **SAIBA MAIS**
>
> De acordo com suas características de fusibilidade, as resinas acrílicas podem ser classificadas em dois tipos:
> - **Termoplásticas** – podem ser moldadas; quando aquecidas, fundem-se e solidificam-se novamente.
> - **Termoendurecidas** – são resistentes à mudança após a aplicação de calor; o aquecimento progressivo gera degradação.

**INDUÇÃO** Para iniciar o processo de polimerização por adição, são necessários radicais livres. Estes são gerados com a ativação de moléculas de monômeros pelo calor, como no caso das resinas acrílicas ativadas termicamente ou da energia transferida de outro componente que atua como radical livre, no caso das resinas acrílicas ativadas quimicamente. O iniciador mais comumente empregado para as resinas acrílicas é o peróxido de benzoíla, que se decompõe em temperaturas relativamente baixas e libera dois radicais livres por molécula. O período de indução ou iniciação é o tempo em que as moléculas do iniciador se tornam energizadas e ativadas, formando radicais livres que interagem e se acoplam às moléculas do monômero, ativando esta molécula.

**PROPAGAÇÃO** O processo de crescimento da cadeia continua com a adição sucessiva de unidades monoméricas à extremidade da cadeia, formando uma molécula longa de alto peso molecular.

**TERMINAÇÃO** É a reação que transforma o radical livre em um grupo estável, terminando a reação em cadeia.

## APLICAÇÕES CLÍNICAS

> **SAIBA MAIS**
>
> **As resinas acrílicas** são apresentadas na forma de pó e líquido (Fig. 4.3) e têm uma diversidade de marcas comerciais (Fig. 4.4).

As resinas acrílicas podem ser utilizadas em diversas áreas da odontologia, como na prótese, na oclusão, na dentística e na ortodontia (Fig. 4.2). A seguir, são apresentadas suas principais aplicações clínicas:

- Padrões para fundição: moldagem intracanal para a confecção de um núcleo metálico fundido.
- Prótese total: desde a confecção das moldeiras individuais e placas-base para a prova dos dentes em boca até a confecção da base da prótese propriamente dita.

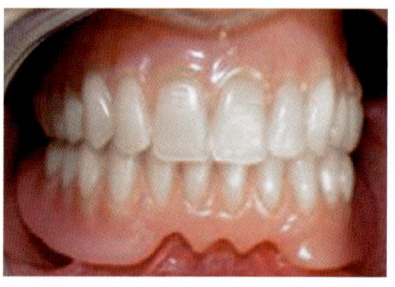

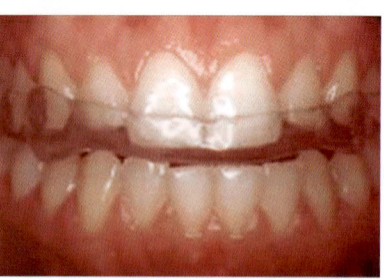

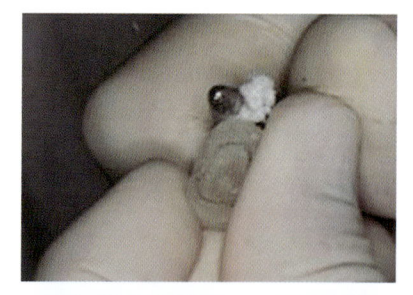

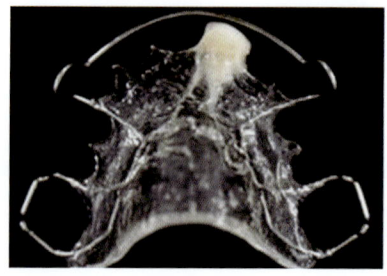

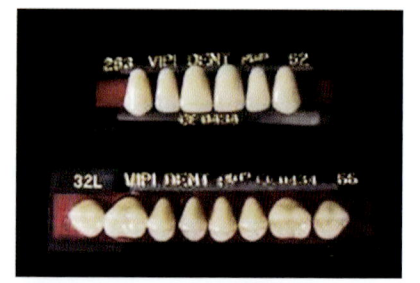

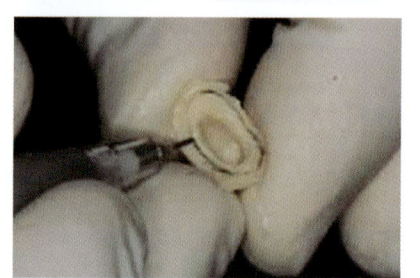

*Figura 4.2 – Diversas aplicações da resina acrílica: próteses totais, moldeiras individuais, dentes de estoque, placas oclusais, aparelhos removíveis e coroas provisórias.*

*Figura 4.3 – Apresentação comercial das resinas acrílicas.*

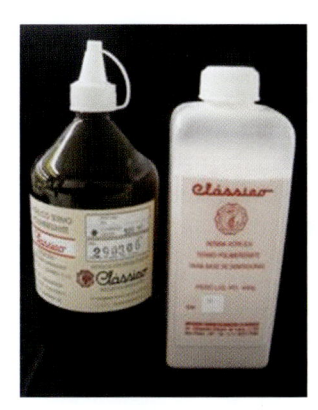

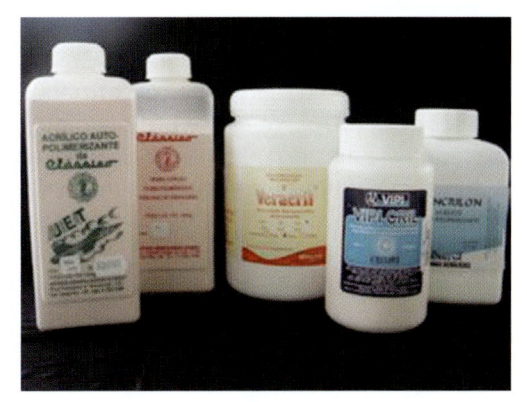

*Figura 4.4 – Diversas marcas comerciais de resina acrílica.*

- Prótese parcial removível (PPR): da mesma forma que na prótese total, a resina acrílica é utilizada em várias etapas da execução da PPR.
- Próteses provisórias: unitárias, parciais ou totais.
- Material para moldeira: unitárias, parciais ou totais.
- Dentes de estoque: existem no mercado de diversos formatos e cores, que são selecionados de acordo com cada paciente.
- Placas oclusais: para o tratamento de distúrbios temporomandibulares (p. ex., bruxismo).
- Aparelhos ortodônticos: removíveis ou fixos, como por exemplo, os mantenedores de espaço e o disjuntor Haas, respectivamente.
- Reparo e reembasamento: consertos/reparos de próteses em geral.

# MANIPULAÇÃO

Para a manipulação da resina acrílica, são necessários potes de vidro (Dapen ou Paladon), medidor de pó e de líquido e uma espátula metálica.

## RELAÇÃO POLÍMERO / MONÔMERO

Geralmente a medida da relação pó/líquido (polímero/monômero) é de 3 para 1, ou seja, três medidas de pó para uma medida de líquido, que é colocada em potes de vidro Dapen ou Paladon, dependendo da quantidade de material a ser manipulado. O pote Paladon é específico para resina acrílica e já vem com tampa, sendo possível fechá-lo logo após a mistura do material. Assim, o oxigênio do ar não reage com os radicais livres, retardando a reação de polimerização da resina acrílica (Fig. 4.5).

Logo que se mistura o pó e o líquido, a resina está na fase arenosa ou granular. A seguir, ela passa pela fase pegajosa ou fibrilar, que é quando ocorre o processo de reticulação, ou formação de fibrilas. Nessa fase, o material se adere à espátula ou luva de procedimentos.

**SAIBA MAIS**

O processo de polimerização pode ser inibido por fatores como oxigênio, eugenol, vaselina e temperatura. Os três primeiros reagem com os radicais livres, retardando ou impedindo que a reação de polimerização se inicie. A temperatura baixa age retardando a reação de polimerização das resinas acrílicas.

Na fase plástica, ocorre a união das pérolas de resina, formando uma massa plástica com o material. Essa fase é a ideal para se trabalhar com o material e conformar o que se deseja executar. Em seguida, forma-se a fase borrachoide, na qual já existe uma memória elástica do material e, a seguir, a fase rígida, na qual o material já adquiriu propriedades mecânicas satisfatórias.
As fases da resina acrílica são apresentadas resumidamente na Quadro 4.2.

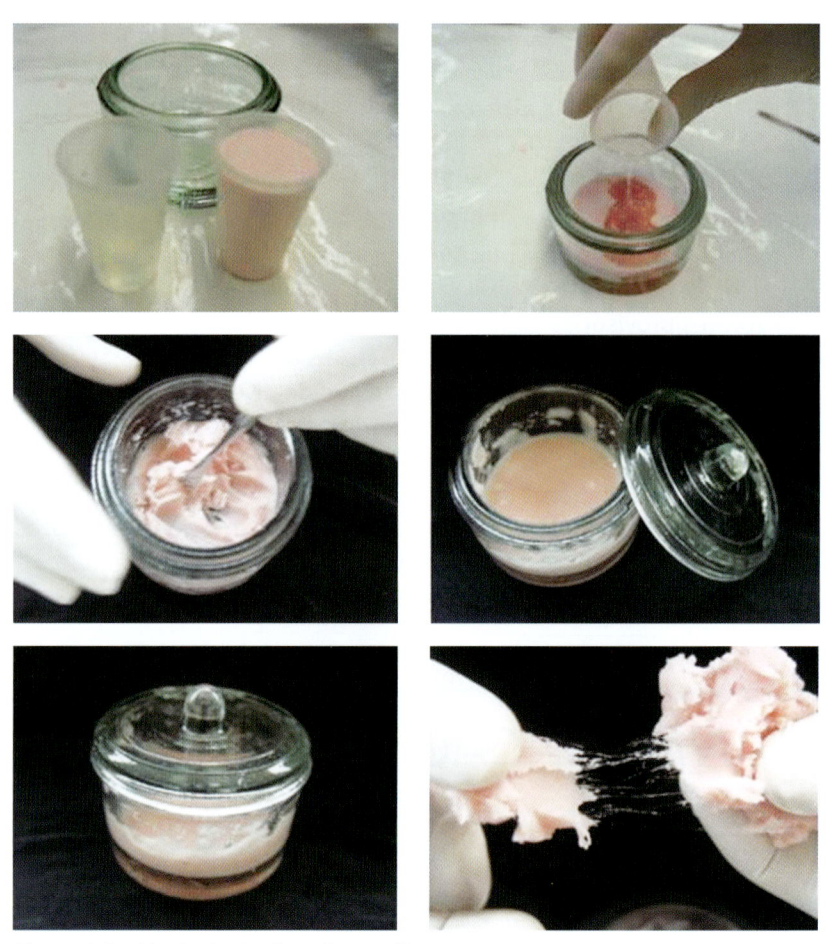

*Figura 4.5 – Manipulação da resina acrílica.*

## QUADRO 4.2 – Fases do processo de polimerização da resina acrílica

| Fases | Descrição do comportamento do material |
|---|---|
| Arenosa/granular | Umedecimento |
| Pegajosa/fibrilar | Reticulação, formação de fibrilas |
| Plástica | União de pérolas, massa plástica |
| Borrachoide | Memória elástica do gel |
| Rígida | Inflexibilidade e resistência mecânica |

## PROPRIEDADES

**CONTRAÇÃO DE POLIMERIZAÇÃO** A contração ocorre pela reação de polimerização da resina acrílica e pela consequente conversão do monômero em polímero. Na contração de polimerização, geralmente há redução de 6 a 8% no volume do material.

**COEFICIENTE DE EXPANSÃO TÉRMICO LINEAR (CETL)** É a alteração linear ou volumétrica do material com a temperatura. O CETL da resina acrílica é alto comparado com o de outros materiais odontológicos e estruturas dentais, como apresentado na Tabela 4.1. A boca está sujeita a alterações de temperatura, o que provoca contração e consequente distorção da resina acrílica.

**SORÇÃO DE LÍQUIDOS** A resina acrílica tem a tendência de absorver água pelo processo de embebição. A sorção de água e de fluidos bucais altera as dimensões das próteses de acrílico, além de contaminá-las. Ocorre como um processo reversível de expansão e contração quando é embebida em água e logo em seguida é seca, mas pode resultar em um empenamento irreversível das bases das próteses.

**RESISTÊNCIA** A resina acrílica apresenta baixa resistência mecânica quando comparada com os metais e a resina composta. É friável ao impacto, moderadamente resistente à falha por fadiga e apresenta flexibilidade satisfatória. Porém, a RAAT ainda é o material de escolha para confecção de próteses totais, pois apresenta estética satisfatória, baixa densidade (i.e., é leve), permite reparo e tem compatibilidade biológica e baixo custo.

A Tabela 4.2 apresenta uma comparação entre as propriedades da RAAT e da resina composta (RC), demonstrando que a contração de polimerização e o CETL são maiores para a RAAT. As propriedades mecânicas de resistência flexural, resistência à compressão e dureza Vickers, assim como a condutividade térmica, apresentam valores inferiores para a RAAT quando comparados com os da RC.

*TABELA 4.1* – **Comparação entre valores de CETL de materiais dentários e estrutura dental**

| Material | CETL ($10^{-6}$/°C) |
|---|---|
| Estrutura dental | 11,4 |
| Resina acrílica | 81 |
| Resina composta | 30 – 53 |
| Amálgama | 22 – 28 |

TABELA 4.2 – **Comparação entre as propriedades da resina acrílica ativada termicamente (RAAT) e as propriedades da resina composta híbrida (RC)**

| Propriedade | RAAT | RC |
| --- | --- | --- |
| Contração de polimerização (%V) | 6 | 2,5 – 3,7 |
| CETL ($10^{-6}$ °C$^{-1}$) | 81 | 30 – 53 |
| Resistência flexural (MPa) | 90 | 100 – 170 |
| Resistência à compressão (MPa) | 75,9 | 250 – 400 |
| Dureza Vickers (VHN) | 20 | 60 – 120 |
| Condutividade térmica (Wm$^{-1}$ K$^{-1}$) | 0,20 | 1,0 |

> **ATENÇÃO**
>
> As próteses totais e parciais devem ser bem limpas, pois a sua colonização por microrganismos, principalmente por fungos como *Candida albicans*, pode causar estomatite protética no paciente.

**COMPATIBILIDADE BIOLÓGICA** Quando a resina é bem polimerizada, a toxicidade é baixa para o paciente. A dificuldade de se trabalhar com a resina acrílica ocorre durante a sua manipulação, pois ela é tóxica ao sistema respiratório e à pele do protético ou dentista e requer cuidados como uso de luvas e máscaras.

# AGENTES DE LIMPEZA PARA PRÓTESES

A escovação diária com uso de água ou água e sabão produz pouco ou nenhum desgaste nas próteses em comparação com limpadores ou pastas dentais para prótese comercializados. A maioria dos agentes de limpeza de prótese por imersão, como as pastilhas efervescentes, é eficiente. Soluções aquosas de hipoclorito de sódio são limpadores eficientes para próteses e não causam descoloração desses materiais.

# RESINA BISACRÍLICA OU BIS-ACRYL

## DEFINIÇÃO

A resina bisacrílica é um material restaurador temporário direto composto por unidades monoméricas bifuncionais que, quando ativadas, formam uma rede polimérica tridimensional de alta densidade. Pode ser quimicamente ativada ou dual (quimicamente ativada e fotoativada). Esse material está ganhando popularidade, apesar de seu maior custo, em razão de fatores como rapidez de polimerização, estética e possibilidade de reparo com resinas compostas (Fig. 4.6).

O Quadro 4.3 apresenta as vantagens e as desvantagens do uso da resina bisacrílica.

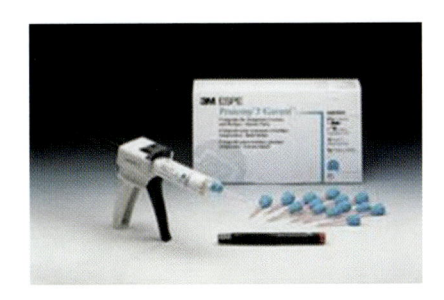

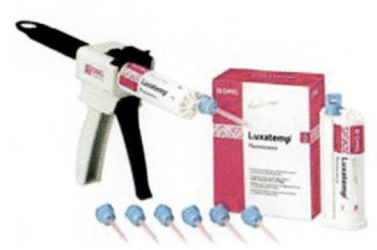

*Figura 4.6 – Apresentação comercial da resina bisacrílica.*

## QUADRO 4.3 – Vantagens e desvantagens da resina bisacrílica

| Vantagens | Desvantagens |
|---|---|
| • Maior estabilidade dimensional<br>• Pequena alteração de cor após a reação de polimerização<br>• Boa adaptação marginal ao término do preparo<br>• Fácil manuseio<br>• Menor liberação de calor durante o processo de cura ou polimerização<br>• Baixo grau de contração de polimerização<br>• Estética favorável<br>• Mais opções de cor | • Alto custo<br>• Polimento superficial deficiente<br>• Fratura em locais de alto estresse (menor resistência às forças oclusais) |

## INDICAÇÕES

A resina bisacrílica é especialmente indicada para tratamentos estéticos, como material restaurador provisório para facetas, coroas, *inlays* e *onlays*.

## COMPOSIÇÃO QUÍMICA

A composição básica da resina bisacrílica está descrita no Quadro 4.4. Observe que o material é composto por uma matriz orgânica e uma matriz inorgânica. Na matriz orgânica, há monômeros bifuncionais que garantem maior estabilidade dimensional e homogeneidade do polímero. Os derivados do Bis-acryl contêm componentes hidrofóbicos que proporcionam menor absorção de água, resultando em maior estabilidade dimensional e de cor. Os principais monômeros utilizados são bisfenol-A-glicidil metacrilato (Bis-GMA) e trietilenoglicol dimetacrilato (TEGDMA).

**QUADRO 4.4** – **Composição básica da pasta-base e pasta catalisadora da resina bisacrílica**

| Pasta-base | Pasta catalisadora |
|---|---|
| • Dimetacrilato<br>• Pó de vidro de estrôncio<br>• Ácido sílico<br>• Iniciadores<br>• Diacrilato<br>• Resinas sintéticas<br>• Pigmentos<br>• Estabilizadores<br>• Corantes | • Amaciante<br>• Pó de vidro de estrôncio<br>• Iniciadores |

**QUADRO 4.5**

| "Pattern Acrylic" | Transflex |
|---|---|
| É uma resina que apresenta presa rápida e baixíssimo escoamento. Praticamente não tem contração e finaliza o processo de polimerização sem deixar resíduos. É ideal para ser utilizada na técnica do pincel para procedimentos envolvendo a confecção de dentes provisórios em prótese convencional e prótese sobre implantes. | É um dos mais modernos recursos da odontologia e substitui os grampos metálicos presentes nas pontes móveis. **É composto por metacrilato de metila injetado** e permite a correção de falhas na dentição (ausência de dentes) sem o desconforto das pontes com metal, já que o material da prótese é flexível e, portanto, de fácil adaptação pelos tecidos e pelo paciente. É biocompatível, não provocando irritação aos tecidos bucais. Atende perfeitamente às normas da estética por sua capacidade de se camuflar totalmente na boca, pois o material absorve a cor da gengiva, ou seja, produz o efeito de mimetizar os tecidos bucais. Apresenta flexibilidade e alta resistência ao impacto, não sofrendo microfaturas, como acontece com as próteses de resina acrílica. |

# GRAMPOS ESTÉTICOS RESINOSOS

Com a evolução dos materiais odontológicos e o avanço tecnológico, já é possível trabalhar com a confecção de grampos em materiais resinosos estéticos. Esses grampos são compostos pelo homopolímero de polioximetileno (POM) associado a pigmentos e são apresentados comercialmente em cores variadas, fabricados pelo processo de moldagem por injeção. Apresentam alta resistência à abrasão, excelente memória elástica, baixa condutividade térmica, compatibilidade biológica em meio bucal e resistência à absorção de líquidos.

# MATERIAIS REEMBASADORES DE TECIDOS

Os materiais reembasadores de tecido podem ser apresentados comercialmente na forma de material rígido para reembasamento de dentadura, condicionadores de tecidos e material macio para reembasamento provisório de dentaduras. Eles são compostos basicamente de polietilmetacrilato, pigmentos, plastificantes e agentes de carga.

Uma vez que os materiais reembasadores estão em contato direto com a fibromucosa que reveste o rebordo residual, suas propriedades mecânicas, físicas e biológicas deveriam ser similares ou superiores às das resinas termopolimerizáveis empregadas na confecção de bases de próteses. Todavia, os materiais resilientes apresentam uma série de problemas relacionados ao uso clínico, como perda da resiliência, absorção de água, falha de adesão entre o reembasador e o material da base da prótese e alterações de cor e porosidade, formando uma superfície favorável à proliferação de microrganismos. Portanto, seu uso deve ser realizado com critério.

**ATENÇÃO**

Por apresentarem problemas relacionados ao uso clínico, os materiais reembasadores de tecidos devem ser utilizados com critério.

# 5

# Cimentos odontológicos

PEDRO ALEXANDRE
LEANDRO IRAN ROSA
MARCELO CARVALHO CHAIN

**OBJETIVOS DE APRENDIZAGEM**

- Conhecer as características dos cimentos odontológicos e suas aplicações clínicas
- Apresentar indicações, vantagens e desvantagens dos cimentos odontológicos
- Compreender os aspectos relacionados à manipulação dos cimentos odontológicos
- Conhecer as diferentes propriedades dos cimentos odontológicos

**LEMBRETE**

Entre as aplicações dos cimentos em odontologia, destacam-se cimentação em prótese, obturação de canais radiculares, restaurações provisórias, proteção do complexo dentina-polpa e tratamento de perfurações dentais.

Os cimentos odontológicos apresentam uma composição variada e têm diversas aplicações em odontologia. Os materiais classificados como cimentos são aqueles que sofrem reação ácido-base durante a reação de presa, logo após a mistura do material. Os cimentos são fornecidos pelo fabricante nas formas de pó e líquido, sendo que o pó tem natureza básica, e o líquido, o caráter ácido. Quando o pó e o líquido são misturados, sofrem uma reação ácido-base, exceto no caso dos cimentos resinosos, em que ocorre uma reação de polimerização.

Entre as principais características atribuídas a um cimento odontológico, destacam-se:

- adequada espessura de película e viscosidade satisfatória, para ótima fluidez no caso da cimentação de uma peça protética;
- tempo de trabalho e presa adequados;
- manuseio fácil e consistência ideal no caso de restaurações provisórias.

Há ainda outras características importantes, que serão discutidas posteriormente no decorrer deste capítulo.

## CIMENTO DE HIDRÓXIDO DE CÁLCIO

A principal característica do cimento hidróxido de cálcio consiste em estimular a deposição de dentina, participando do processo reparador e de proteção do complexo dentina-polpa e auxiliando na formação de dentina reparadora. Esse cimento possui baixos valores de propriedades mecânicas como elasticidade, resistência à compressão e tração, o que restringe seu uso basicamente a forramentos cavitários em áreas que não suportem forças oclusais excessivas.

> **ATENÇÃO**
>
> Em razão de suas propriedades mecânicas, o uso do cimento de hidróxido de cálcio restringe-se basicamente a forramentos cavitários em áreas que não suportem cargas excessivas.

## FORMA DE APRESENTAÇÃO

O hidróxido de cálcio, por sua ação terapêutica, pode se apresentar na forma de pó, solução, suspensão, pasta única (pó agregado a um veículo) ou em um sistema pasta/pasta (cimento de hidróxido de cálcio) (Quadro 5.1). Este último, o mais utilizado atualmente, é encontrado em pastas base e catalisadora que, quando misturadas, tomam presa rapidamente.

### QUADRO 5.1 – Composição química - pasta/pasta

| Pasta-base | Pasta catalisadora |
|---|---|
| • Tungstato de cálcio | • Hidróxido de cálcio |
| • Fosfato de cálcio tribásico | • Óxido de zinco |
| • Óxido de zinco em zalicilato de glicol | • Estearato de zinco em sulfonamida de etileno tolueno |

## MANIPULAÇÃO

O cimento de hidróxido de cálcio é fornecido comercialmente em um sistema de duas pastas de cores diferentes, a pasta-base e a pasta catalisadora. Ambas devem ser dispensadas em quantidades iguais sobre uma placa de vidro ou bloco de papel impermeável descartável. Para a manipulação/mistura, utiliza-se uma espátula metálica nº 72 ou similar. Como o material tem presa rápida, a mistura deve ser rápida e eficiente para alcançar uma cor uniforme e uma viscosidade adequada para a aplicação.

## CARACTERÍSTICAS E PROPRIEDADES

**ATIVIDADE ANTIMICROBIANA:** O hidróxido de cálcio possui pH alcalino (pH 12), e sua atividade antimicrobiana está relacionada à dissociação iônica em íons hidroxila e íons cálcio. A liberação de íons hidroxila altera as propriedades da membrana citoplasmática bacteriana, incluindo alteração do pH, prejudicando funções vitais como metabolismo, crescimento e divisão celular.

**EFEITO MINERALIZADOR:** A dissociação do hidróxido de cálcio em íons cálcio ativa enzimas teciduais como a fosfatase alcalina, estimulando a produção de dentina secundária. Além disso, o pH básico do hidróxido de cálcio é levemente irritante para o tecido pulpar vivo, gerando uma necrose superficial das células pulpares em contato com o cimento ou próximas a ele. Essa necrose celular faz as células mesenquimais indiferenciadas se diferenciarem em odontoblastoides, os quais produzirão dentina reparadora e ponte de dentina.

**TEMPO DE PRESA:** Varia entre 2,5 e 5,5 minutos. Os ingredientes responsáveis pela presa são o hidróxido de cálcio e o salicilato.

**RADIOPACIDADE:** Os materiais que promovem a proteção pulpar devem apresentar preferencialmente uma densidade óptica com radiopacidade maior do que a das estruturas dentárias, permitindo ao profissional visualizar a presença do material forrador durante o exame radiográfico. Para alcançar essa propriedade, são adicionadas à composição do cimento partículas de tungstato de cálcio ou sulfato de bário.

**ISOLAMENTO TÉRMICO:** Possui baixa condutibilidade térmica; porém, como é utilizado em finas camadas para o forramento, essa propriedade não é evidenciada.

## INDICAÇÕES DO CIMENTO DE HIDRÓXIDO DE CÁLCIO

**SAIBA MAIS**

Outros materiais à base de hidróxido de cálcio são utilizados na desinfecção de cavidades (soluções), em curativos temporários (pastas) e como parte da composição de cimentos obturadores e de fixação de próteses provisórias.

O hidróxido de cálcio é indicado para as seguintes aplicações:

- capeamento pulpar direto e indireto;
- pulpotomia;
- forramento cavitário de cavidade profundas;
- cimentação provisória.

# AGREGADO TRIÓXIDO MINERAL (MTA)

Na busca por um material que, além de ser biocompatível, estimulasse a regeneração tecidual com baixo índice de estímulo inflamatório, foi desenvolvido um cimento mineral conhecido como MTA (agregado de trióxido mineral), utilizado com o propósito de selar a comunicação entre o dente e a superfície periodontal.

O cimento MTA consiste em um pó formado por finas partículas hidrofílicas que toma presa quando em contato com a umidade. Ao encontrar um ambiente úmido, o pó torna-se um gel coloidal que em seguida forma uma estrutura rígida. A especialidade odontológica que mais utiliza esse cimento é a endodontia.

## COMPOSIÇÃO QUÍMICA

A composição química do MTA é apresentada no Quadro 5.2.

### QUADRO 5.2 – Principais componentes do MTA

- Silicato tricálcio
- Silicato dicálcio
- Óxido tricálcio
- Óxido de silicato
- Óxido de bismuto
- Aluminato tricálcio
- Aluminato tetracálcio
- Tetracálcio aluminoférrico
- Sulfato de cálcio di-hidratado

## MANIPULAÇÃO

O MTA deve ser preparado imediatamente antes de seu uso e sob umidade controlada, pois esta age como um ativador da reação química. O pó deve ser dosado conforme as instruções do fabricante e misturado em água deionizada ou soro fisiológico sobre uma placa de vidro ou bloco de espatulação, com espátula plástica ou de metal.

## CARACTERÍSTICAS E PROPRIEDADES

**ATIVIDADE ANTIMICROBIANA:** Imediatamente após a mistura, o pH é de 10,2 e se eleva para 12,5 após 3 horas. A formação de um pH altamente alcalino e a liberação de substâncias favorecem a atividade antimicrobiana. O potencial antimicrobiano depende da concentração de MTA.

**TEMPO DE PRESA:** Varia de 2 horas e 45 minutos até 4 horas, conforme o tamanho das partículas, a relação água/pó, a temperatura e a presença de umidade e bolhas de ar. O longo tempo de presa proporciona alta estabilidade dimensional e baixo índice de infiltração.

**RADIOPACIDADE:** A presença do óxido de bismuto confere radiopacidade ao MTA, gerando maior radiopacidade que a dentina, mostrando-se facilmente distinguível em análises radiográficas.

**SELAMENTO:** Gera baixos índices de infiltração por corantes, bactérias ou toxinas bacterianas em testes laboratoriais, quando comparados a materiais seladores como IRM e amálgama. Além disso, a contaminação por sangue, no momento da inserção do MTA, não afeta a sua capacidade de selamento. A ocorrência de pequena expansão pós-presa do material pode aumentar sua capacidade de selamento.

**REMINERALIZAÇÃO:** A capacidade de estimular a produção de tecido mineralizado na superfície de uma polpa exposta ocorre por meio da formação de uma camada de estrutura cristalina na superfície pulpar em contato direto com o cimento. A reação química ocorre com o contato do pó de MTA com a água, formando o óxido de cálcio e o fosfato de cálcio. A reação entre os fluidos teciduais e o óxido de cálcio formará o hidróxido de cálcio, que entrará em contato com o dióxido de carbono ($CO_2$) presente na corrente sanguínea, formando o carbonato de cálcio.

**BIOCOMPATIBILIDADE:** É um material biocompatível, com capacidade de criar um ambiente favorável ao reparo e estimular a proliferação celular.

## INDICAÇÕES

As indicações do MTA são descritas no Quadro 5.3.

**QUADRO 5.3 – Indicações do MTA**

- Capeamento pulpar em caso de pulpite reversível
- Apecificação e apicogênese
- Reparo de perfurações radiculares
- Material retro-obturador
- *Plug* coronal após obturações
- Reparo de fraturas verticais e antes de clareamento interno
- Material restaurador temporário
- Capeamento pulpar direto de dentes permanentes
- Pulpotomia de dentes permanentes e decíduos
- Reabsorções radiculares

# CIMENTO DE ÓXIDO DE ZINCO E EUGENOL

Material formado a partir da reação entre o óxido de zinco e o eugenol. Geralmente encontrado na forma de pó e líquido, é utilizado principalmente como cimento temporário, base ou forramento, restaurador provisório e na obturação de canais radiculares, sendo que uma consistência diferente é utilizada para cada fim. O produto é constituído por um pó branco levemente acinzentado e um líquido límpido, levemente amarelado, o qual tem odor característico predominante do eugenol, isento de partículas em suspensão ou sedimentos.

## COMPOSIÇÃO

A composição química do cimento de óxido de zinco e eugenol é apresentada no Quadro 5.4.

**QUADRO 5.4 – Composição química do cimento de óxido de zinco e eugenol**

| Componentes do pó | Componentes do líquido |
|---|---|
| • Óxido de zinco<br>• Colofônia hidrogenada<br>• Colofônia<br>• Sulfato de bário<br>• Borato de sódio anidro | • Eugenol<br>• Óleo de amêndoas<br>• Ácido acético glacial |

## CLASSIFICAÇÃO

A especificação nº 30 da Associação Dental Americana (ADA) classifica em quatro tipos os cimentos de óxido de zinco e eugenol, de acordo com suas formulações e usos:[1]

- **Tipo I:** cimento provisório (indicado para cimentações temporárias);
- **Tipo II:** cimento definitivo (cimentações permanentes de restaurações indiretas);
- **Tipo III:** materiais restauradores temporários e bases;
- **Tipo IV:** forradores cavitários (proteção do complexo dentina-polpa).

## MANIPULAÇÃO

A dosagem de pó e líquido deve ser feita de acordo com a aplicação/indicação de cada cimento, obedecendo às recomendações do fabricante. Geralmente, para fins obturadores em endodontia, recomenda-se a mistura de uma porção de pó para 0,25 de líquido (1:0,25), de maneira que o cimento fique bem fluido. O pó deve ser adicionado lentamente ao líquido em uma placa de vidro, inicialmente em pequenas porções e aumentando gradativamente. No caso de restaurações provisórias, deve-se obter um material com viscosidade bem maior, na forma de massa, para facilitar a inserção na cavidade e permitir ótimas propriedades mecânicas e terapêuticas (dentro das limitações do produto).

Apesar das possíveis variações, devem ser obedecidos os seguintes tempos, contados a partir do início da mistura:

- tempo de mistura – 3 minutos;
- tempo de trabalho – cerca de 30 minutos;
- tempo de presa na placa de vidro – cerca de 2 horas.

> **LEMBRETE**
>
> Quando o cimento de óxido de zinco e eugenol se descola tanto da placa como da espátula, está na consistência adequada para o uso em restaurações provisórias.

## REAÇÃO QUÍMICA

A reação de presa é uma reação de quelação que envolve basicamente o óxido de zinco e o eugenol. Na presença de água, esses compostos formam uma matriz de eugenolato de zinco. A água hidrolisa o óxido de zinco, tornando-o hidróxido de zinco. A seguir, duas moléculas de eugenol reagem com o hidróxido de zinco para formar sal eugenolato de zinco e água. O Quadro 5.5 apresenta as principais vantagens e desvantagens desse material.

**QUADRO 5.5** – Vantagens e desvantagens do cimento de óxido de zinco e eugenol

| Vantagens | Desvantagens |
|---|---|
| - Radiopacidade<br>- Tempo de presa adequado<br>- Fácil aplicação<br>- Baixa solubilidade (0,1 a 3,5%)<br>- Bom escoamento<br>- Economia | - O eugenol irrita os tecidos<br>- Sabor desagradável<br>- Em caso de restaurações provisórias, o eugenol interfere na polimerização dos monômeros resinosos. |

# CIMENTO DE IONÔMERO DE VIDRO

## CONCEITO

Desenvolvido em 1971 por A. D. Wilson e B. E. Kent,[2] o cimento de ionômero de vidro (CIV) é um material extremamente popular, formado a partir de uma reação ácido-base entre um pó de vidro fluoraminossilicato e uma solução à base de ácido poliacrílico. Ele possui principalmente indicações restauradoras e cimentadoras permanentes, valendo-se de suas propriedades adesivas e remineralizadoras.

## COMPOSIÇÃO

O Quadro 5.6 apresenta a composição básica do cimento de ionômero de vidro.

O líquido é tipicamente uma solução de 47,5% de um copolímero de ácido poliacrílico/ácido itacônico, e o pó é basicamente um vidro de fluoraluminossilicato de cálcio, que pode conter quantidades relativas de sílica (SiO), alumina ($Al_2O_3$) e fluoreto de cálcio ($CaF_2$), dependendo de cada fabricante.

QUADRO 5.6 – **Composição básica do ionômero de vidro**

| Componentes do pó | Componentes do líquido |
|---|---|
| • Vidro de fluoraluminossilicato de cálcio<br>• $SiO_2$ (sílica)<br>• $Al_2O_3$ (alumina)<br>• $CaF_2$ (fluoreto de cálcio ou de potássio)<br>• Óxidos de ferro (pigmentos)<br>• NaF (fluoreto de sódio) | • Ácido poliacrílico/ácido itacônico<br>• Água<br>• Ácido tartárico |

## REAÇÃO DE PRESA

A reação de presa do material envolve uma reação ácido-base entre o ácido poliacrílico e o vidro de aluminossilicato. Durante a reação, a superfície das partículas de vidro é degradada pelo ácido orgânico, liberando íons como $Al^{3+}$ e $Ca^{2+}$. Esses cátions liberados são então quelados pelos grupos carboxílicos do polímero, atuando como elo da cadeia de poliácidos. Após a presa total, tem-se um compósito de partículas de vidro circundadas por um gel de sílica em uma matriz de poliânions ($Ca^{2+}$, $Al^{3+}$, $F^-$) unidos por ligações cruzadas. Desse modo, o cimento pronto consiste em uma matriz de polissal embebida com partículas de vidro cercadas por um gel de sílica (Fig. 5.1).

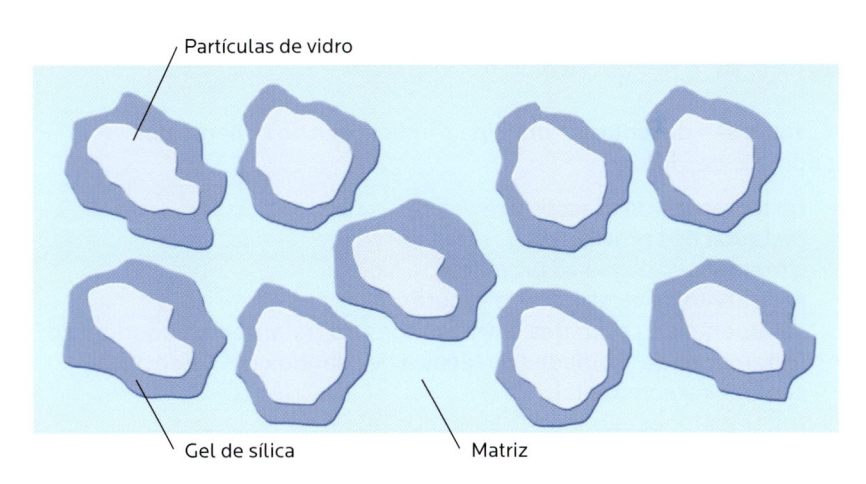

*Figura 5.1 – Estrutura final do cimento de ionômero de vidro após a presa.*

(Legendas: Partículas de vidro; Gel de sílica; Matriz)

## CLASSIFICAÇÃO

A classificação dos CIVs pode ser feita de acordo com sua composição química ou de acordo com sua indicação, e ambas as formas são muito utilizadas.

### CLASSIFICAÇÃO DE ACORDO COM A COMPOSIÇÃO QUÍMICA (TRÊS GRUPOS)

**CONVENCIONAL/ANIDRO:** Os **cimentos convencionais** são aqueles nos quais o pó contém basicamente partículas de alumínio-silicato de cálcio, e o líquido consiste em uma solução aquosa de ácido poliacrílico (ver Quadro 5.5). Já os cimentos anidros possuem composição similar, com a diferença de que o ácido é liofilizado, seco a vácuo e incorporado ao pó, ficando como líquido somente a água destilada.

**REFORÇADO POR METAIS:** Nesse caso, o líquido é similar ao dos cimentos convencionais, e o pó é composto de uma mistura do pó convencional com partículas de liga de amálgama ou liga de prata, sinterizadas com as partículas de vidro. Eles são conhecidos também como CERMETS (cerâmica e metal).

**MODIFICADO POR RESINAS:** Também conhecido como metacrilato modificado, esse tipo de cimento possui adição de resina (HEMA – hidroxi etil metacrilato), componente que substitui parte do ácido polialcenoico do líquido. Esse material é bastante utilizado pela facilidade de tomar presa após a fotoativação, além de se unir quimicamente a resinas compostas e adesivos, graças aos seus grupos metacrilatos. Cimentos modificados por resina podem apresentar duas ou três presas.

### CLASSIFICAÇÃO DE ACORDO COM A INDICAÇÃO DO MATERIAL (QUATRO GRUPOS)

**Tipo 1:** cimentações (*inlays*, *onlays*, coroas, bandas ortodônticas).

**Tipo 2:** restaurações (definitivas em áreas de baixa tensão).

**Tipo 3:** forramento e bases de restaurações definitivas.

**Tipo 4:** selamento de fissuras e obturação de canais em endodontia.

**SAIBA MAIS**

A classificação segundo a indicação do material pode apresentar pequenas modificações em virtude da existência de grande variedade de materiais e sugestões de aplicação dos CIVs. Além disso, um cimento para restaurações (tipo 2), por exemplo, pode ter diferentes composições, ou seja, pode ser convencional, anidro, metacrilato modificado ou um CERMET.

## INDICAÇÕES

A seguir, são descritas as principais indicações do cimento de ionômero de vidro:

- restaurações de Classes III e V;
- restaurações provisórias;
- cimentações de peças protéticas;
- selamento de cicatrículas e fissuras;
- selamento de cavidades entre sessões do tratamento endodôntico;
- forramento de cavidades na técnica de "sanduíche" (associação com resina composta);
- tratamento restaurador atraumático (ART);
- cimentação de bandas e braquetes ortodônticos.

O Quadro 5.7 apresenta as principais vantagens e desvantagens dos cimentos de ionômero de vidro.

**QUADRO 5.7** – Vantagens e desvantagens do cimento de ionômero de vidro

| VANTAGENS | DESVANTAGENS |
|---|---|
| • Excelente biocompatibilidade<br>• Estética favorável<br>• Liberação de flúor<br>• Adesão química ao esmalte e dentina<br>• Manipulação fácil e rápida, não exige equipamentos especiais | • Deve ser protegido da umidade para evitar sorção de água<br>• Baixa resistência ao desgaste<br>• Baixa resistência à tração |

## APRESENTAÇÃO COMERCIAL

As Figuras 5.2 a 5.4 ilustram algumas das apresentações comerciais do cimento de ionômero de vidro.

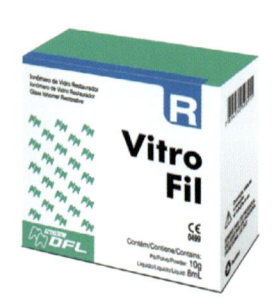

*Figura 5.2 – Cimento de ionômero de vidro convencional restaurador.*

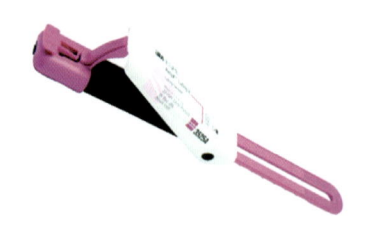

*Figura 5.3 – Cimento de ionômero de vidro modificado por resina, utilizado para cimentação.*

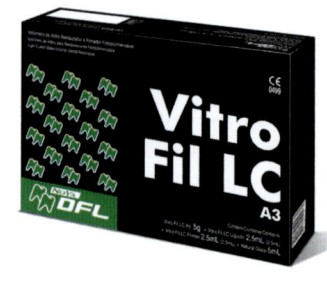

*Figura 5.4 – Cimento de ionômero de vidro modificado por resina, utilizado para cimentação.*

## MECANISMO DE ADESÃO DENTAL DOS CIMENTOS DE IONÔMERO DE VIDRO

Uma particularidade dos ionômeros, herdada do cimento de policarboxilato de zinco, é a adesão à estrutura dental. Como se sabe, adesão pode ser definida como a atração existente entre moléculas de diferentes materiais e suas interfaces.

Acredita-se que a adesão envolva quelação de cálcio da estrutura dental. Sugere-se ainda a possibilidade de que, além da quelação do cálcio, ocorra também uma reação do CIV com o aminoácido e o radical carboxílico presentes no colágeno da dentina.

Durante a espatulação do cimento e a aplicação da pasta fluida no dente, uma hipótese discutida é a de que ocorra inicialmente a formação de pontes de hidrogênio. Essa adesão seria promovida pelos grupos carboxílicos presentes na pasta ainda em processo de presa. Com o passar do tempo, ocorre uma progressiva substituição dessas ligações fracas por ligações iônicas, sendo que os íons positivos são deslocados tanto da estrutura dental, na figura da hidroxiapatita, quanto do cimento em reação de formação da cadeia polimérica. Desse modo, haveria a formação de pontes salinas entre grupos carboxílicos livres no cimento (negativos) e íons carregados positivamente na superfície da apatita no esmalte e na dentina, como o cálcio, por exemplo. Sugeriu-se ainda que ocorra também uma complexa troca de íons no processo de adsorção do ácido poliacrílico na hidroxiapatita, no qual o ácido poliacrílico reage com a superfície liberando fosfato e cálcio da estrutura dental.

> **SAIBA MAIS**
>
> Os mecanismos de adesão dos CIVs ainda não foram bem elucidados, porém não restam dúvidas de que existe uma interação mediada por fatores químicos, e não mecânicos. Portanto, o ionômero de vidro tem adesão química à estrutura dental.

> **SAIBA MAIS**
>
> A diferença dos cimentos de ionômero de vidro em relação aos cimentos de silicato (precursor do ionômero e menos utilizado) é ser formado por cadeias poliméricas, as quais formam pontes nos *gaps* existentes entre o corpo do cimento e o substrato.

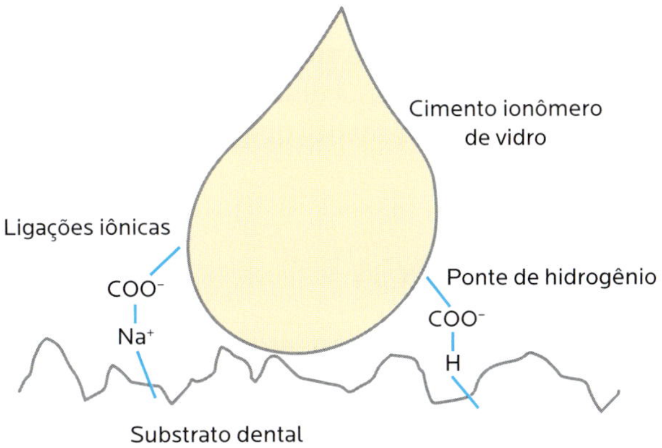

*Figura 5.5 – Ilustração do mecanismo de adesão do ionômero de vidro à estrutura dental.*

## RESISTÊNCIA DE UNIÃO

A resistência de união dos cimentos de ionômero de vidro à estrutura dental (esmalte e dentina) é da ordem de 2,8 a 5,1 MPa, em comparação com a resistência de união entre a resina composta e o esmalte condicionado, que é da ordem de 15 a 30 MPa. Já a resistência de união do ionômero híbrido (modificado por resina) à dentina é de aproximadamente 10 a 14 MPa.

Tem-se observado que a força de adesão depende em grande parte do tipo de poliácido utilizado, sendo que cimentos à base de ácido poliacrílico tendem a apresentar maiores valores de adesão. Uma observação que pode ser feita é que o pré-condicionamento da dentina e do esmalte com ácido poliacrílico tende a melhorar a resistência de união entre esses substratos e os cimentos de ionômero de vidro.

# CIMENTO DE FOSFATO DE ZINCO

## DEFINIÇÃO

Cimento bastante antigo, de coloração branco-opaca, apresentado comercialmente na forma de pó e líquido. O pó é composto basicamente por óxido de zinco, e o líquido é uma solução aquosa de característica ácida (ácido fosfórico). A reação de presa do cimento ocorre após a incorporação do pó ao líquido (mistura) e a espatulação do material. Em virtude de sua coloração, é um cimento odontológico usado geralmente para a cimentação de peças protéticas, a maioria metálicas.

## VANTAGENS E DESVANTAGENS

**SAIBA MAIS**

No processo de calcinação, os componentes utilizados são aquecidos em temperaturas que variam de 1.000 a 1.300°C durante um período de 4 a 8 horas. Esse processo resulta em uma massa que é triturada e peneirada para a formação do pó.

Apesar de apresentar alto grau de solubilidade, o cimento de fosfato de zinco ainda é muito utilizado na cimentação definitiva de peças protéticas, em razão dos excelentes resultados ao longo dos anos. Esse tipo de cimento apresenta ainda custo reduzido em relação aos cimentos à base de metacrilatos e até mesmo aos ionômeros de vidro. Como desvantagem, ele apresenta grau de solubilidade maior que os cimentos resinosos, coloração branca opaca e menor resistência de união.

## COMPOSIÇÃO BÁSICA

**SAIBA MAIS**

O ácido fosfórico, o zinco e o alumínio proporcionam a neutralização parcial do líquido, que controla a reação e permite a formação de um cimento com lisura adequada e não granuloso, facilitando a manipulação.

Cerca de 90% da composição do cimento de fosfato de zinco é um pó à base de óxido de zinco. Outros componentes, adicionados com o objetivo de melhorar as características finais desse material, são apresentados no Quadro 5.8.

QUADRO 5.8 – **Componentes adicionados ao cimento de fosfato de zinco**

| Componentes do pó | Componentes do líquido |
|---|---|
| • Óxido de magnésio (reduz temperatura do processo de calcinação)<br>• Dióxido de silício (facilita a calcinação)<br>• Trióxido de bismuto (dá lisura a massa)<br>• Fluoreto de tanino (fonte de íons flúor) | • Ácido fosfórico e água<br>• Zinco<br>• Alumínio |

## APRESENTAÇÃO COMERCIAL

A Figura 5.6 ilustra uma das apresentações comerciais do cimento de fosfato de zinco.

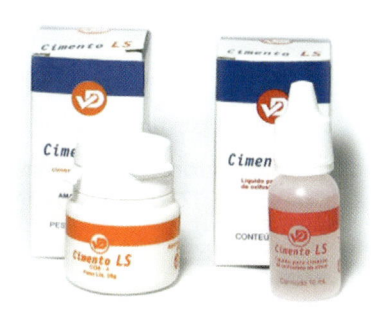

Figura 5.6 – Cimento de fosfato de zinco pó e líquido.

## REAÇÃO QUÍMICA

**O cimento de fosfato de zinco tem reação química exotérmica**, ou seja, durante a mistura do pó no líquido, a superfície do pó é dissolvida, resultando em uma reação com liberação de calor. Nessa reação, o ácido fosfórico ataca as partículas liberando zinco para o líquido, e o alumínio, por sua vez, forma um complexo com o ácido fosfórico, atacando o zinco e formando um gel de aluminofosfato de zinco sobre a superfície das partículas remanescentes. O resultado da reação é uma rede amorfa de fosfato de zinco hidratada ao redor das partículas de óxido de zinco parcialmente dissolvidas.

> **ATENÇÃO**
>
> Por ser a água um componente importante da reação química do cimento de fosfato de zinco, sua evaporação do frasco do líquido pode dificultar a reação do material. Um líquido turvo já apresenta sinal de degradação.

## MANIPULAÇÃO

Assim como todo material que necessita de mistura, o cimento de fosfato de zinco requer cuidados especiais na sua manipulação, para que resulte em um produto com propriedades adequadas e não agrida a estrutura dental pelo calor gerado de sua reação química. Desse modo, os seguintes cuidados devem ser tomados sempre:

- utilizar uma placa de vidro grossa, de preferência resfriada entre 18 e 24 °C;
- utilizar toda a extensão da placa na espatulação, a fim de dissipar o calor ao máximo;
- acrescentar o pó ao líquido de maneira lenta e proporcional, como mostra a Figura 5.7, para permitir que a neutralização do líquido durante a reação ácido-base ocorra aos poucos, dissipando o calor da reação;
- evitar a adição de água (p. ex., placa de vidro úmida), pois atrapalha a reação.

Figura 5.7 – Sequência e tempos indicados para a espatulação do cimento de fosfato de zinco. Observe que a porção do cimento deve ser dividida em 6 partes (1/16, 1/16, 1/8, 1/4, 1/4 e 1/4), as quais devem ser misturadas nesta ordem e respectivamente por 10, 10, 10, 15, 15 e 30 segundos, totalizando um tempo de 90 segundos.

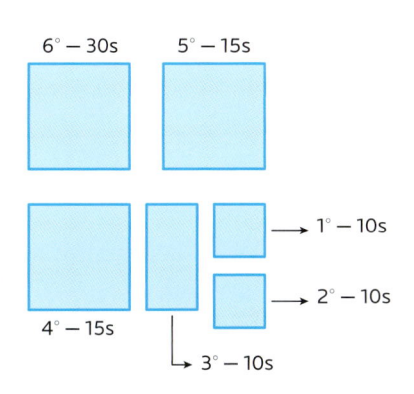

## APLICAÇÕES CLÍNICAS

O cimento de fosfato de zinco tem as seguintes indicações:

- cimentação de peças protéticas;
- cimentação de bandas ortodônticas;
- base ou forramento sob restaurações metálicas.

## PROPRIEDADES

As propriedades dos cimentos aquosos para uso odontológicos estão incluídas na especificação de nº 96 da ADA (ISO 9917) da ANSI/ADA.[3]

**ESPESSURA DE PELÍCULA:** Após manipulado, o cimento deve formar uma espessura de película/filme que deve ser no máximo de 25 μm.

**VISCOSIDADE:** Tem influência também na solubilidade do cimento. Para os cimentos baseados em água, como o fosfato de zinco, quanto mais viscoso menos solúvel ele se torna.

**TEMPO DE PRESA:** O tempo de trabalho do cimento é constituído pelo tempo utilizado para a manipulação do material e pelo tempo de presa, os quais devem ser suficientes para permitir um correto assentamento das peças. De acordo com a especificação, esse tempo fica entre 2,5 e 8 minutos, para uma temperatura corporal de 37°C.

**RESISTÊNCIA:** A resistência mínima à compressão para os cimentos de fosfato de zinco deve ser de 70 MPa após 24 horas.

**SOLUBILIDADE E DESINTEGRAÇÃO:** Todos os cimentos são solúveis em algum grau, e essa solubilidade pode aumentar no caso de o cimento ter contato prematuro com água ou saliva durante o período de presa. Segundo a especificação, quando um cimento é testado com erosão ácida por ácido lático, pela técnica de pancadas a jato, sua taxa de desintegração deve ser de no máximo 0,1 mm/h.

**ESTABILIDADE DIMENSIONAL:** Os cimentos de fosfato sofrem, em um período de 7 dias, uma contração de aproximadamente 0,04 a 0,06%, o que é considerado muito bom do ponto de vista clínico.

> **ATENÇÃO**
> A manipulação inadequada do cimento de fosfato de zinco pode resultar em alteração no tempo de presa, em geral, acelerando-a.

> **LEMBRETE**
> Quanto menos solúvel for o cimento, melhor será sua estabilidade ao longo do tempo diante aos desafios da cavidade oral.

# CIMENTOS RESINOSOS

A evolução da odontologia estética e dos procedimentos restauradores indiretos passa invariavelmente pela utilização dos cimentos resinosos. Esses materiais permitem a reabilitação da função e da estética, aliando resistência de união elevada, baixa solubilidade e alta resistência à tração e à compressão. Além disso, permitem o uso de restaurações ultraconservadoras, como os laminados cerâmicos, por exemplo, sem influenciar na estética. Tais materiais fazem o elo entre o substrato e a peça protética com qualidade e longevidade.

## COMPOSIÇÃO E REAÇÃO DE POLIMERIZAÇÃO

A composição da maioria dos modernos cimentos resinosos é similar àquela das resinas compostas usadas como material restaurador, nas quais a base é o sistema monomérico Bisfenol A – metacrilato de glicidila (Bis GMA) ou uretano dimetacrilato (UDMA) em combinação com outros monômeros de menor peso molecular, como o trietileno glicol dimetacrilato (TEGDMA). A adoção de grupamentos funcionais hidrófilos, nos quais estão incluídos os sistemas organofosfonatos, hidroxietil metacrilato (HEMA) e 4-metacriloxietil trimelitano anidro (4-META), modificou a composição orgânica do cimento resinoso em relação às resinas compostas e permitiu a união com a superfície da dentina, que frequentemente fica exposta na maioria dos preparos dentais.

Para completar a composição, a resina aglutinante é combinada com partículas cerâmicas e sílica coloidal. As partículas inorgânicas se apresentam nas formas angulares, esféricas ou arredondadas, com conteúdo de 36 a 77% em peso e diâmetro variável entre 10 e 15 μm, dependendo do produto.

**SAIBA MAIS**

A diferença básica existente entre os cimentos e as resinas compostas é o menor percentual volumétrico de partículas incorporadas ao aglutinante, a fim de adequar a viscosidade do material às condições desejáveis de um material para cimentação.

## CLASSIFICAÇÃO

Os cimentos resinosos podem ser classificados de acordo com a reação de presa ou de acordo com a forma de aplicação.

### CLASSIFICAÇÃO DE ACORDO COM A REAÇÃO DE PRESA DO CIMENTO

**Autopolimerizados:** As reações químicas de polimerização em geral são iniciadas pelo peróxido de benzoíla com aminas terciárias.

**Ativados pela emissão de luz visível ou fotoativados:** Nesses sistemas, a reação de polimerização é iniciada por monômeros fotossensíveis, como as cetonas aromáticas (canforquinona).

**Dupla ativação ou dual (ativados pela luz e por reação química):** Os sistemas de dupla ativação combinam as duas formas anteriores de ativação, que se completam na iniciação da reação.

### CLASSIFICAÇÃO DE ACORDO COM A FORMA DE APLICAÇÃO OU ABORDAGEM DO SUBSTRATO

**Cimentos resinosos convencionais:** Necessitam da aplicação de um sistema adesivo.

**Cimentos resinosos autocondicionantes ou autoaderentes:** Usados diretamente sobre o substrato.

## APLICAÇÃO CLÍNICA

Os cimentos resinosos podem ser utilizados com eficiência na cimentação de todos os tipos de peças protéticas, bem como em cimentações de bandas ortodônticas e braquetes, desde que seja obtido um adequado isolamento da superfície. As vantagens e desvantagens desse tipo de cimento são apresentadas no Quadro 5.9.

## QUADRO 5.9 – Vantagens e desvantagens dos cimentos resinosos

| VANTAGENS | DESVANTAGENS |
|---|---|
| • Alta resistência à compressão (100 a 200 MPa)<br>• Alta resistência à tração (20 a 50 MPa)<br>• Dureza<br>• Baixa solubilidade (0,05% em peso)<br>• União micromecânica aos tecidos dentais, ligas metálicas e superfícies cerâmicas | • Sensibilidade à técnica de aplicação<br>• Baixa rigidez<br>• Possibilidade de infiltração marginal<br>• Sensibilidade dental<br>• Dificuldade na remoção dos excessos |

## APRESENTAÇÃO COMERCIAL

Os cimentos resinosos podem se apresentar de diferentes maneiras, dependendo de sua composição e/ou aplicação. Os cimentos puramente fotoativados, indicados para situações em que a luz atravesse a peça protética, geralmente se apresentam em uma seringa, utilizada para dispensar o material diretamente sobre a peça. Para os cimentos duais, a apresentação geralmente é na forma de duas seringas (base e catalisador), ou uma seringa com dois êmbolos separados paralelos que culminam em uma ponta helicoidal misturadora, utilizada para aplicação direta na peça. Há ainda apresentações na forma de *clicker*, que a cada pressionada dispensam porções iguais do material a ser misturado.

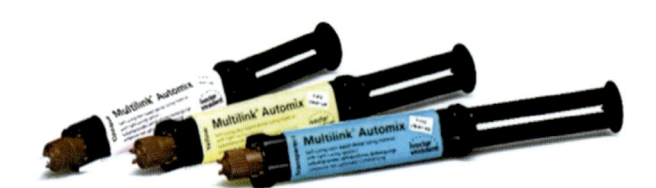

*Figura 5.8 – Cimentos resinosos autopolimerizáveis Multilink Automix (Ivoclar-vivadent®), um sistema pasta-pasta em uma seringa dupla acoplada a uma ponta misturadora.*

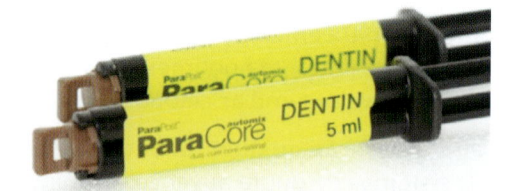

*Figura 5.9 – Cimento resinoso de dupla ativação (dual) (ParaCore, Coltène – Whaledent). Material indicado para cimentação e confecção de núcleos em um sistema pasta-pasta de seringa dupla acoplada a uma ponta misturadora.*

## MANIPULAÇÃO

**LEMBRETE**
Uma rápida e completa mistura evita a inclusão de bolhas e mantém as propriedades dos materiais.

Nos sistemas pasta-pasta, o trabalho é facilitado, pois a proporção das pastas em geral é em quantidades iguais 1:1. Em alguns produtos, a mistura é executada automaticamente por meio de pontas misturadoras na saída das pastas. O tempo de mistura é reduzido a aproximadamente 30 segundos.

## PROPRIEDADES

As propriedades físicas dos cimentos resinosos são determinadas pelo tipo, pela distribuição e pelo conteúdo das partículas inorgânicas.

Os cimentos resinosos atuais apresentam alto volume de carga, com propriedades comparáveis às das resinas compostas autopolimerizáveis. As propriedades físicas também sofrem influência do grau de conversão dos monômeros em polímeros, que, como no caso das resinas compostas, não é completa, mesmo sob ótimas condições de polimerização.

O ótimo desempenho dos cimentos resinosos decorre da sua capacidade de umedecimento, fluidez e espessura de película. Embora não exista especificação para padronizar o valor máximo de espessura de película para os cimentos resinosos, a ISO 9917[4] recomenda 25 μm como valor máximo para a obtenção de uma adequada adaptação das restaurações indiretas usando cimentos tradicionais. Espessuras de película acima de 100 μm, além de causarem desadaptação da restauração à estrutura do dente, também dificultam a distribuição de tensões de forma homogênea sobre a restauração, tornando-a mais suscetível à fratura e propiciando maior absorção de fluídos orais, além de contribuírem para a expansão do cimento resinoso.

Há também um limite mínimo de espessura para conferir a resistência necessária ao conjunto dente-cimento-restauração sob cargas de mastigação. O fato de a reconstrução dental envolver materiais restauradores rígidos e friáveis, com diferentes módulos de elasticidade e resiliências em relação aos tecidos dentais, contribui para uma menor resistência à fratura do material restaurador se a espessura de película do cimento resinoso não for suficiente para absorver as tensões provenientes dos esforços mastigatórios.

O desenvolvimento de tensões advindas da contração de polimerização dos cimentos resinosos é outro fator a ser considerado. Como o material restaurador e o tecido dental são estruturas rígidas, a compensação da contração ocorre no interior da massa de cimento e pode desenvolver altos níveis de tensões na interface de união, tanto no lado do material restaurador quanto no substrato dental. Quando o escoamento do cimento resinoso é satisfatório, as tensões geradas pela contração podem ser menores do que a resistência de união das interfaces, preservando, dessa maneira, a integridade marginal da restauração. Além disso, com a evolução constante dos materiais, a contração de polimerização tem sido reduzida, apesar de ainda ser uma característica inerente aos materiais à base de metacrilatos.

**LEMBRETE**

Um importante fator usado para reduzir a contração de polimerização é o potencial de escoamento do cimento resinoso, que aumenta a capacidade de deformação plástica do cimento durante e após a polimerização.

# 6

# Amálgama dental

*JOÃO ADOLFO CZERNAY*
*MARCELO CARVALHO CHAIN*

### OBJETIVOS DE APRENDIZAGEM

- Conhecer a composição do amálgama e suas características
- Compreender as reações de presa do amálgama
- Conhecer as diferentes propriedades do amálgama
- Orientar a seleção e o uso do amálgama a partir de suas características e aplicações clínicas

### LEMBRETE

O uso do amálgama está relacionado a uma menor recidiva das lesões de cárie, motivo pelo qual esse material é indicado especialmente para pacientes nos quais é difícil manter controle sobre os fatores de risco a essa doença.

Atualmente a conduta preventiva vem aos poucos dando lugar a materiais adesivos que conservam a estrutura dental e têm forte apelo estético. Apesar disso, o amálgama dental continua sendo utilizado na restauração de dentes posteriores, em virtude de sua facilidade de manipulação e dos ótimos resultados avaliados ao longo de 150 anos, além de seu baixo custo.

A composição básica do amálgama dental e as técnicas para sua aplicação foram definidas por Black em 1895, consistindo em uma liga predominante de prata e estanho que era misturada com o mercúrio. Desde a sua invenção, a composição do amálgama sofreu alterações com o objetivo de promover melhorias na durabilidade e no desempenho clínico das restaurações.

O sucesso das restaurações de amálgama, quando corretamente indicadas, está relacionado diretamente à técnica, que envolve desde o preparo cavitário até o polimento final da restauração. Assim, o conhecimento sobre a composição, os tipos de ligas e as propriedades do amálgama é fundamental para a aplicação clínica desse material restaurador.

## COMPOSIÇÃO

A concepção original do amálgama dental, segundo a especificação nº 1 da American Dental Association (ADA),[1] é a de um material formado a partir da mistura do mercúrio líquido com uma liga sólida, composta principalmente por prata (65%), estanho (29%), cobre (6%) e quantidades não especificadas de zinco, ouro e mercúrio.

O cobre, mesmo que em pequenas concentrações (abaixo de 6%), tem por finalidade aumentar a dureza e a resistência do material. O zinco, além de aumentar a plasticidade do amálgama durante a escultura, também age como desoxidante, unindo-se ao oxigênio para diminuir a produção de óxidos. Quando a concentração de zinco está abaixo de 0,01%, tem-se a denominação de ligas de amálgama sem zinco.

Durante a década de 1970, ocorreu uma modificação nas ligas de amálgama dental, principalmente na quantidade de cobre adicionada. Os amálgamas com até 6% de cobre em sua composição foram denominados amálgamas com baixo teor de cobre, tradicionais ou convencionais. Já as ligas modificadas e enriquecidas com cobre foram denominadas ligas com alto teor de cobre, pois possuem até 30% na sua concentração, proporcionando uma melhora importante nas propriedades do amálgama.

Além da classificação pelo teor de cobre, as ligas também podem ser classificadas de acordo com o tipo de partícula. Os amálgamas tradicionais eram compostos por partículas em forma de limalha com baixo teor de cobre. A incorporação de partículas esféricas com alto teor de cobre às partículas em forma de limalha gerou uma liga composta por dois tipos de partículas, denominada liga tipo mistura ou de fase dispersa. A incorporação do cobre em uma única partícula gerou um terceiro grupo, denominado liga de composição única ou eutética.

No Quadro 6.1, estão relacionadas as marcas de algumas limalhas de amálgama disponíveis atualmente no mercado.

## QUADRO 6.1 – Exemplos de ligas encontradas no mercado

| Marca comercial | Conteúdo de cobre | Tipo de partículas | Apresentação |
|---|---|---|---|
| Tytin Plus (SSWhite) | Alto | Mistura | Granel |
| Velvalloy (SSWhite) | Baixo | Irregulares | Granel |
| Permite (SDI) | Alto, com zinco | Esferoidais | Encapsulada |
| GS80 (SDI) | Alto, sem zinco | Mistura | Encapsulada |
| Logic + (SDI) | Alto, sem zinco, com Pt | Esferoidais | Encapsulada |
| Septalloy NG 50 (Septodont) | Alto, sem zinco | Composição única | Encapsulada |
| Septalloy NG70 (Septodont) | Alto, sem zinco | Mistura (homogênea) | Encapsulada |

# PRODUÇÃO E MORFOLOGIA

As partículas de amálgama dental (pó) podem ter forma de limalha ou esférica (Fig. 6.1). Quando em forma de limalha, são produzidas por meio de um processo de usinagem; já as partículas esféricas são obtidas pelo processo de atomização. Após a obtenção das partículas, estas são submetidas a um tratamento da superfície para aumentar sua reatividade e a um tratamento térmico para aliviar as tensões induzidas durante a fabricação.

**SAIBA MAIS**

Os amálgamas costumavam ser compostos por partículas em forma de limalha com baixo conteúdo de cobre. Atualmente, são mais encontradas as ligas com alto teor de cobre e de fase dispersa.

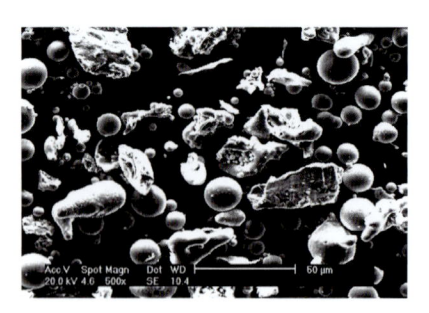

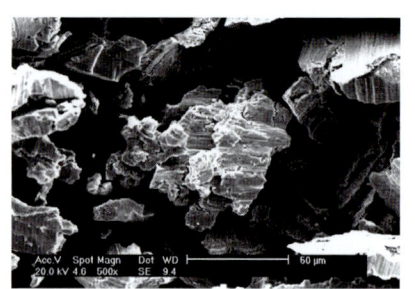

*Figura 6.1 – Imagem por microscópio eletrônico de varredura (MEV) de alguns tipos de ligas.*

# REAÇÃO DE PRESA – FASES METALÚRGICAS DO AMÁLGAMA

A reação de presa ou de cristalização ocorre quando o mercúrio (líquido) entra em contato com a superfície das partículas da liga (sólido), difundindo-se em seu interior e formando o amálgama dental. Este é composto por uma matriz e por partículas parcialmente dissolvidas, e sua microestrutura é descrita por fases, designadas por letras gregas (Quadro 6.2).

Cada tipo de liga disponível no mercado tem diferentes conteúdos de cobre e tipos de partículas, o que resulta em propriedades singulares. Portanto, para a seleção do tipo de liga, é imprescindível o conhecimento de sua reação de presa, visto ser este um dos fatores que determinam a qualidade das restaurações.

## QUADRO 6.2 – Símbolos e fases da microestrutura do amálgama

| Fases das ligas de amálgama | Fórmula |
|---|---|
| $\gamma$ (Gama) | $Ag_3Sn$ |
| $\gamma_1$ (Gama 1) | $Ag_2Hg_3$ |
| $\gamma_2$ (Gama 2) | $Sn_{7-8}Hg$ |
| $\varepsilon$ (Epsilon) | $Cu_3Sn$ |
| $\eta$ (Eta) | $Cu_6Sn_5$ |

# LIGAS COM BAIXO CONTEÚDO DE COBRE – TIPO LIMALHA

Após a dissolução superficial das partículas pelo mercúrio, é formada uma matriz composta por partículas parcialmente dissolvidas (fase $\gamma$) circundadas pelas fases $\gamma_1$ e $\gamma_2$ e por espaços (poros) formados durante a reação de cristalização (crescimento dos cristais). Por causa da diferença de solubilidade entre a prata e o estanho, a fase $\gamma_1$ precipita antes da fase $\gamma_2$ (Fig. 6.2). As propriedades do amálgama dependem diretamente dos percentuais das fases formadas. De todas as fases, a fase $\gamma_2$ é a mais fraca e menos estável no meio oral (sofre maior corrosão), representando 10% da dureza da fase $\gamma_1$, enquanto a dureza da fase $\gamma$ é maior do que a de $\gamma_1$.

Somente as partículas que reagiram com o mercúrio, ou seja, as partículas parcialmente dissolvidas têm forte efeito no aumento da resistência do amálgama. As partículas que não reagiram funcionam isoladamente, atuando como cunhas no interior do material.

$$Ag_3Sn + Hg \rightarrow Ag_3Sn + Ag_2Hg_3 + Sn_{7\text{-}8}Hg$$

$\gamma$                                      $\gamma$                  $\gamma_1$                 $\gamma_2$

Partícula inicial       Mercúrio       Partícula parcialmente dissolvida       Matriz

*Figura 6.2 – Reação de presa – Fases metalúrgicas do amálgama, ligas com baixo conteúdo de cobre tipo limalha.*

## LIGAS COM ALTO CONTEÚDO DE COBRE – TIPO MISTURA OU FASE DISPERSA

A reação é semelhante à das ligas com baixo teor de cobre, com a formação da fase $\gamma_1$ e da fase $\gamma_2$. A primeira diferença está na incorporação da partícula esférica (rica em cobre), que resulta em uma maior disponibilidade de cobre. Este, por sua vez, reage com o estanho para formar uma nova fase, denominada eta ($\eta$), que é a fase mais estável e resistente do material. A segunda diferença em relação à reação das ligas com baixo teor de cobre é que a fase $\gamma_2$, mais fraca e menos estável, aos poucos é substituída pelas fases $\eta$ e $\gamma_1$, em decorrência de uma segunda reação que ocorre simultaneamente. Isso tudo se deve à maior disponibilidade do cobre presente na mistura, que remove o estanho da fase $\gamma_2$ e libera o mercúrio dessa fase para reagir com a prata da partícula esférica. Assim, formam-se mais fases gama 1 e eta, o que melhora as propriedades do material, como alta resistência à compressão, presa mais rápida, diminuição do escoamento e da corrosão (Fig. 6.3).

$$Ag_3Sn + AgCu + Hg \rightarrow Ag_3Sn + AgCu + Ag_2Hg_3 + Sn_{7\text{-}8}Hg + Cu_6Sn_5$$

$\gamma$ — Esférica — — $\gamma$ — Esférica — $\gamma_1$ — $\gamma_2$ — $\eta$

Partícula inicial | Partícula inicial | | Partícula parcialmente dissolvida | Partícula parcialmente dissolvida | Matriz

*Figura 6.3 – Reação de presa – Fases metalúrgicas do amálgama, ligas com alto conteúdo de cobre – tipo mistura ou fase dispersa.*

$$\text{Estanho da fase } \gamma_2 + \text{Mercúrio da fase } \gamma_2 + \text{Cobre da esférica} + \text{Prata da esférica} \rightarrow Cu_6Sn_5 + Ag_2Hg_3$$

*Figura 6.4 – Reação de substituição.*

## LIGAS COM ALTO CONTEÚDO DE COBRE – TIPO COMPOSIÇÃO ÚNICA

A diferença desse tipo de liga em relação ao tipo de fase dispersa está na substituição de duas partículas por apenas uma, com alto conteúdo de cobre (partícula eutética). Essa mudança melhora ainda mais as propriedades do material, em virtude da quase ausência total da fase gama 2. A diminuição radical da fase gama 2 pode ser explicada primeiramente pelo fato de o cobre estar disponível na mesma partícula (da prata e do estanho). No momento da solubilidade, os componentes praticamente estão lado a lado, a uma distância bem menor quando comparada com a liga do tipo dispersa, na qual o cobre fica em uma partícula e o estanho em outra, o que dificulta a interação entre ambos. Outro fator importante pode ser explicado pela ausência da barreira mecânica, ou seja, não há nenhum tipo de partícula obstruindo a interação do cobre com o estanho, como existe no tipo de fase dispersa.

$$\text{AgCuSn} + \text{Hg} \rightarrow \text{AgCuSn} + \text{Ag}_2\text{Hg}_3 + \text{Sn}_{7\text{-}8}\text{Hg} + \text{Cu}_6\text{Sn}_5$$

Composição única
Partícula inicial — Partícula parcialmente dissolvida — Matriz

*Figura 6.5 – Reação de presa – Fases metalúrgicas do amálgama, ligas com alto conteúdo de cobre – tipo composição única.*

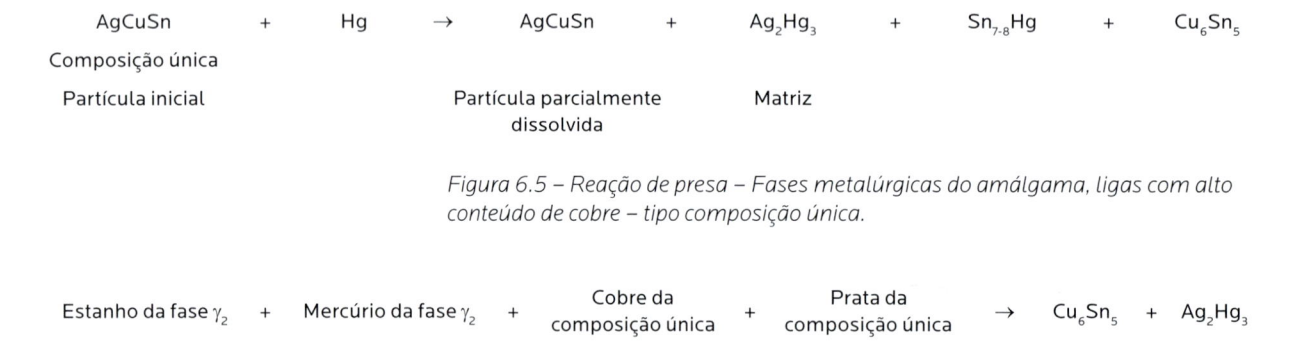

$$\text{Estanho da fase } \gamma_2 + \text{Mercúrio da fase } \gamma_2 + \text{Cobre da composição única} + \text{Prata da composição única} \rightarrow \text{Cu}_6\text{Sn}_5 + \text{Ag}_2\text{Hg}_3$$

*Figura 6.6 – Reação de substituição.*

# PROPRIEDADES

## ESTABILIDADE DIMENSIONAL

Essa propriedade pode ser explicada pela reação do mercúrio com as partículas da liga. Inicialmente, quando o mercúrio causa a dissolução superficial das partículas e reage com a prata, ele torna essas partículas menores e simultaneamente ocorre a formação da fase $\gamma_1$. Porém, à medida que os cristais $\gamma_1$ crescem, a colisão entre eles determina uma expansão. Assim, a quantidade de mercúrio está diretamente relacionada à alteração dimensional do material. Amálgamas modernos utilizam uma quantidade menor de mercúrio e, como consequência, exibem uma alteração dimensional negativa. A especificação nº 1 da ANSI/ADA[1] para o amálgama dental permite até 20 μm/cm de contração ou de expansão. Estudos demonstraram uma alteração dimensional maior para amálgamas com baixo teor de cobre em comparação com ligas modernas de alto teor.

## EXPANSÃO TARDIA

A expansão tardia ocorre quando há zinco na composição de um amálgama que é manipulado na presença de umidade. O zinco reage com a água, e o gás hidrogênio produzido no seu interior, que não reage com o amálgama, gera uma pressão que causa a expansão tardia ou secundária do material, alcançando valores maiores que 400 μm. Isso pode causar desde uma protrusão da restauração até uma fratura de cúspide.

## CREEP

*Creep* pode ser definido como a deformação plástica de um material sob uma tensão constante (escoamento), que acontece quando a temperatura do ambiente se aproxima da temperatura de fusão do material. Em odontologia, o único material que apresenta uma temperatura de fusão ligeiramente superior à temperatura do ambiente bucal é o amálgama, o qual pode então estar sujeito a esse tipo de deformação. Quando isso ocorre, pode haver protrusão das margens da restauração, ocasionando possíveis fraturas marginais. A especificação nº 1 da ANSI/ADA[1] determina para o amálgama dental um escoamento máximo de 3%. Testes indicam que os amálgamas com alto teor de cobre exibem um *creep* tão baixo quanto 0,1%. A explicação está na microestrutura do amálgama, em que a fase $\gamma_2$ exerce fundamental importância, pois quantidades altas de fase $\gamma_2$ aumentam a taxa de escoamento.

**LEMBRETE**

O cirurgião-dentista deve dar preferência a amálgamas em que praticamente não exista a fase $\gamma_2$, ou seja, amálgamas com alto teor de cobre. Assim, será possível obter restaurações com um *creep* reduzido, o que aumentará sua longevidade.

## RESISTÊNCIA À COMPRESSÃO E À TRAÇÃO

Quando pensamos em um material para restaurar, logo pensamos em resistência como uma característica fundamental. Duas são as situações que envolvem resistência. Uma delas é a resistência inicial, testada logo quando o paciente é liberado. Pesquisas demonstram que tanto a resistência à compressão como a resistência à tração são superiores nos amálgamas com alto teor de cobre e de composição única na primeira hora.

A segunda situação importante diz respeito à resistência que o material deve apresentar ao longo do tempo, para desempenhar uma boa longevidade clínica. Estudos sobre a resistência à compressão após 24 horas comprovam que os amálgamas com alto teor de cobre e de composição única são também superiores. No entanto, a resistência à tração é similar para todos os tipos de amálgamas, com alto ou baixo teor de cobre.

A resistência pode ser explicada pelo volume das partículas não consumidas da liga e das fases que contêm mercúrio ($\gamma_1$ e $\gamma_2$) que formam a matriz, sendo a fase $\gamma_2$ a mais fraca de todas. Quanto mais mercúrio disponível, maior a dissolução das partículas, maior a formação da matriz e, portanto, menor a resistência. Outro fator que interfere na resistência são os espaços e as porosidades.

**LEMBRETE**

O proporcionamento correto da quantidade de mercúrio e uma adequada condensação (manipulação) interferem diretamente na porosidade interna, aumentando a resistência do material.

## MANCHAMENTO E CORROSÃO

A corrosão do amálgama é um fenômeno químico que resulta na destruição progressiva real do metal em decorrência da interação com o ambiente bucal. O meio bucal é condutivo e propício para o fenômeno da corrosão, tendo em vista fatores como umidade, flutuação do pH, composição salivar e oscilações de temperatura.

**A corrosão acontece na interface dente/restauração e na superfície de restaurações não polidas e acabadas**, sendo que esse espaço ou essa fenda gera um processo eletrolítico clássico do tipo célula de concentração, denominado corrosão de fenda. Os produtos da corrosão mais encontrados nessas fendas são os óxidos e os cloretos de estanho. A corrosão excessiva pode levar a aumento da porosidade, redução da integridade marginal, perda da resistência e liberação de produtos para o meio oral. Nos amálgamas de alto teor de cobre, a fase η é a mais resistente à corrosão. Essa fase não existe nos amálgamas com baixo teor de cobre.

O manchamento, que muitas vezes pigmenta a dentina e o esmalte, é devido ao sulfeto de prata, composto que tem origem pela oxidação do amálgama com o oxigênio. Esse escurecimento, além do comprometimento da aparência estética em locais visíveis, pode também enfraquecer o remanescente dental, porque geralmente é removido na substituição da restauração de amálgama por uma de resina composta.

> **ATENÇÃO**
>
> A seleção de ligas com alto teor de cobre e a realização do acabamento e do polimento das restaurações constituem uma etapa clínica muitas vezes negligenciada, porém importantíssima, uma vez que possibilita evitar a corrosão do material e garante maior longevidade das restaurações.

## SELEÇÃO E USO DOS AMÁLGAMAS DENTAIS

Após o entendimento da composição, da reação de presa e das propriedades do amálgama, é possível selecionar o tipo de liga ideal e realizar o manuseio desse material restaurador com propriedade. Esta seção não tem como objetivo orientar a realização de restaurações de amálgama, e sim buscar correlacionar o conhecimento do material com a sua aplicabilidade clínica. Para tanto, o primeiro passo diz respeito à análise da oclusão do paciente e ao correto diagnóstico, observando a indicação precisa do amálgama como material restaurador.

A seguir, procede-se à seleção do tipo de liga pela observação de variáveis como conteúdo de cobre, tamanho e tipo das partículas, variáveis estas que são definidas pelo profissional. Como já foi mencionado, ligas com maior conteúdo de cobre têm maior longevidade. O tamanho das partículas também pode ser observado, devendo-se preferir as ligas com partículas maiores, que são mais resistentes à compressão inicial àquelas com partículas menores. Quanto ao tipo das ligas, as de composição única têm apresentado os melhores resultados.

O terceiro passo segue uma sequência de procedimentos clínicos de importância vital. Tais procedimentos, descritos a seguir, são variáveis do operador que afetam a qualidade final da restauração.

> **SAIBA MAIS**
>
> Estudos clínicos demonstram que as ligas enriquecidas com cobre e que contêm zinco apresentam a melhor longevidade (aproximadamente 12 anos em média), seguidas dos amálgamas com alto teor de cobre e sem zinco. Os amálgamas com baixo teor de cobre apareceram em último lugar.

## ISOLAMENTO

Um correto isolamento do campo operatório é de fundamental importância. Deve-se dar preferência ao isolamento absoluto, pois a contaminação com a umidade para os amálgamas com zinco pode causar expansão secundária, resultando em uma fratura de cúspide ou mesmo na protrusão do material para fora da cavidade.

## PREPARO CAVITÁRIO

Não se deve esquecer que o amálgama tem uma baixa resistência à tração, sendo necessário um preparo cavitário pré-definido, com características próprias, para que sejam evitadas situações de fratura do material e do remanescente dentário.

## PROPORCIONAMENTO (RELAÇÃO MERCÚRIO:LIGA)

Esta relação é descrita pela quantidade de mercúrio e liga, em peso, a serem disponibilizadas. Atualmente, o mercúrio e a liga estão contidos em cápsulas pré-dosadas (Fig. 6.7), sendo que o cirurgião-dentista não precisa se preocupar com a relação mercúrio e liga. Essa é a apresentação mais indicada, padronizada e segura. Nos casos em que o profissional determina a relação, atualmente preconiza-se a técnica do mercúrio mínimo (técnica de Eames), que determina que a mistura deve conter uma quantidade de mercúrio suficiente para "molhar" as partículas da liga e conseguir uma mistura coesa e plástica, sempre respeitando as recomendações do fabricante.

Essa relação varia de acordo com o tipo de liga. Para as ligas com alto teor de cobre e em forma de limalhas, é sugerida a proporção de 1:1 (50% de mercúrio); já para as partículas esféricas, recomenda-se aproximadamente 42% de mercúrio, pois tais partículas possuem uma área de superfície menor por volume.

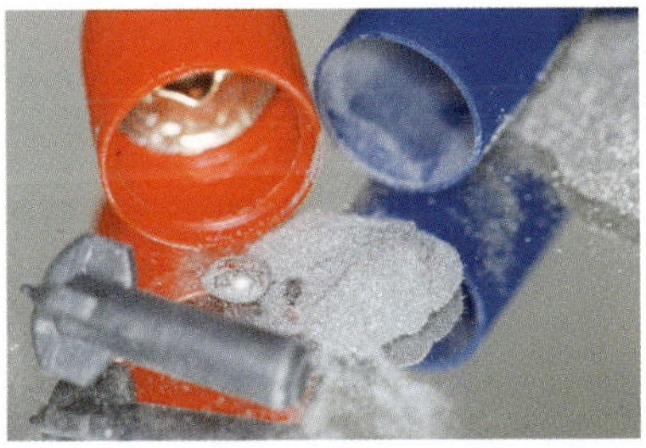

> **ATENÇÃO**
> A quantidade de mercúrio deve ser suficiente para que o material adquira uma plasticidade adequada, garantindo uma boa adaptação às paredes da cavidade e a ausência de porosidade interna.

*Figura 6.7 – Imagem de uma cápsula de amálgama aberta mostrando a liga, o pistilo (responsável pela trituração) e o mercúrio que estava contido na outra tampa em um compartimento lacrado, agora com o invólucro aberto.*

## TRITURAÇÃO OU AMALGAMAÇÃO

É o processo mecânico pelo qual se mistura o mercúrio e a liga em um aparelho chamado amalgamador, no qual o profissional regula o tempo de amalgamação e algumas vezes a relação mercúrio:liga. Existem dois tipos básicos de aparelhos: um no qual as cápsulas pré-dosadas são inseridas em um prendedor de cápsulas (Fig. 6.8) e outro no qual o mercúrio e a liga são colocados em recipientes separados, que posteriormente são ativados de forma a dispensar a quantidade predeterminada pelo profissional. Neste último, pode ocorrer um erro quanto à relação mercúrio:liga.

As recomendações do fabricante, associadas ao conhecimento do amalgamador (frequência do movimento ou ciclos por minuto), são de vital importância, pois geralmente o aumento do tempo ou da velocidade de trituração diminui o tempo de presa e de trabalho. Preconiza-se que as partículas esféricas requerem um tempo mais curto, pois são mais facilmente umedecidas do que as partículas em forma de limalha. No quesito teor de cobre, ligas com alto teor de cobre necessitam de maior velocidade.

O profissional deve determinar clinicamente o tempo da amalgamação. Três tipos de misturas podem ser identificados: a submistura, a mistura normal e a sobremistura. O amálgama submisturado apresenta aparência fosca e granulosa. A mistura normal tem aspecto brilhante e não adere às paredes da cápsula, enquanto a sobremistura tende a ser mais pastosa e aderir à superfície da cápsula. Misturas que se apresentarem esfareladas e secas requerem um tempo maior; já as misturas com aparência molhada e brilhante podem ter o tempo de trituração reduzido.

Outra característica clínica é o tempo de presa. Misturas que tomam presa rapidamente devem ter o tempo de trituração aumentado, pois isso promoverá uma mistura mais plástica e com maior tempo de trabalho. Essas variáveis da mistura podem causar consequências no tempo de trabalho, na alteração dimensional, na resistência e no *creep*. Quando se diminui o tempo de trituração (subtrituração), o mercúrio não "molha" a totalidade da superfície das partículas, resultando em uma mistura macia por mais tempo. A consequência disso é um tempo de trabalho mais longo e a produção de um material com maior quantidade de poros, o que implica diminuição da resistência, diminuição do *creep* e menor suscetibilidade à corrosão. Na dúvida, o amálgama discretamente sobretriturado é mais vantajoso do que o subtriturado.

**ATENÇÃO**

Mesmo variações discretas de 2 a 3 segundos no tempo de amalgamação podem causar sub ou sobretrituração.

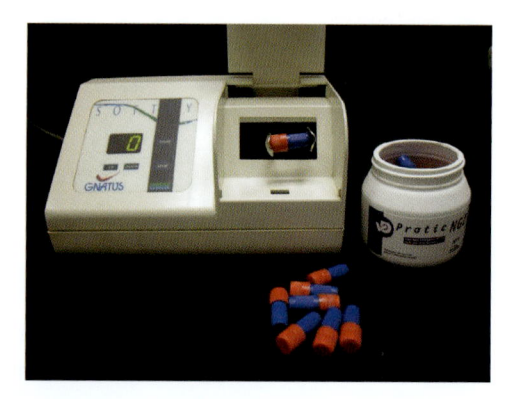

*Figura 6.8 – Imagem de uma amalgamador mecânico digital para ligas encapsuladas.*

## CONDENSAÇÃO

A condensação do amálgama, geralmente manual, tem como objetivo diminuir a quantidade de mercúrio na restauração, bem como adaptar e compactar o material contra as paredes cavitárias, reduzindo a possibilidade de formação de porosidade interna. A condensação é realizada por meio de instrumentos chamados de condensadores, que são disponibilizados em diversas formas e diâmetros e podem ser usados com diferentes pressões, de acordo com o tipo de liga selecionada.

Várias são as consequências do excesso de mercúrio que aflora na superfície de cada incremento da restauração, ou seja, que não é removido. O mercúrio poderá influenciar a alteração dimensional, o *creep* e a resistência à compressão do material, pois todos esses fatores estão relacionados com a quantidade de matriz formada, que é ligada à quantidade de mercúrio. O tempo decorrido durante a condensação do material também é fundamental. Diante de uma demora nessa etapa, o material ficará com uma plasticidade diminuída, o que dificulta o processo de condensação e causa o aumento da porosidade e a formação de camadas isoladas, resultando em um amálgama menos resistente.

O formato da partícula também tem um efeito importante. Desse modo, ligas de partículas em forma de limalha requerem maior quantidade de mercúrio, pois devem sofrer maior pressão durante a condensação para remover o mercúrio residual. É comprovado que restaurações com maiores quantidades de mercúrio após a presa demonstram propriedades clínicas mais desfavoráveis.

**LEMBRETE**

A resistência à compressão diminui em 1% para cada 1% de aumento de mercúrio acima de 60% na relação mercúrio:liga.

## ESCULTURA / ACABAMENTO / POLIMENTO

A etapa final da aplicação clínica do amálgama consiste na escultura, que tem por objetivo reproduzir a anatomia do dente. Após a escultura, a superfície do amálgama apresenta ranhuras e irregularidades microscópicas que podem abrigar ácidos e resíduos alimentares. Além disso, essas depressões devem ser alisadas a fim de evitar corrosão na superfície da restauração. Várias são as técnicas de polimento, mas a regra é a utilização de materiais com abrasividade decrescente.

Quando bem indicado (considerando suas limitações) e utilizado de acordo com as diretrizes técnicas de manipulação, o amálgama ainda pode ser considerado uma ótima opção. Esse material pode estar perfeitamente indicado para restaurações em elementos posteriores, nos quais a estética não é primordial, e especialmente para pacientes de difícil controle dos fatores de risco à cárie. Nesses pacientes, a presença frequente de um baixo pH bucal (ácidos salivares) agride as restaurações estéticas e interfere diretamente na recidiva das lesões diante da contração desses materiais.

# 7

# Sistemas adesivos e resinas compostas

MARCELO CARVALHO CHAIN
PEDRO ALEXANDRE

**OBJETIVOS DE APRENDIZAGEM**

- Conhecer a composição dos sistemas adesivos e das resinas compostas, assim como suas principais características
- Apresentar os diferentes tipos de sistemas adesivos e resinas compostas, com suas diferentes apresentações comerciais
- Conhecer as indicações para o uso de sistemas adesivos e resinas compostas
- Entender o mecanismo de ação dos diferentes sistemas adesivos

**Importância de um adesivo.** No processo de restauração de uma estrutura dental, o profissional prepara o substrato (esmalte e/ou dentina) e insere um material para substituir o que foi perdido. Tal processo parece fácil, mas o ambiente bucal é tão hostil, com suas variações de temperatura, de pH e seus diferentes tipos de tensões, que há uma grande possibilidade de que ocorram infiltrações na interface dente/material restaurador, as quais são extremamente perniciosas. Por isso, sempre se procurou vedar tal interface, o que é possível com certos materiais como o amálgama, que liberam produtos de corrosão e podem selar as margens da restauração. No entanto, para outras classes de materiais, como a dos polímeros, o uso de uma "cola" é fundamental, pois eles se contraem em decorrência da polimerização e não possuem nenhuma característica própria que possa evitar falhas marginais.

**Início da odontologia adesiva.** No começo da década de 1950, a resina acrílica era um material muito utilizado para restaurar dentes anteriores, dada sua facilidade de uso e estética. Contudo, sua alta contração de polimerização resultava em severas infiltrações, prejudicando sobremaneira a restauração e o elemento dental. Além disso, ela não se ligava à estrutura dental, o que facilitava seu deslocamento e forçava o profissional a executar canaletas e socavamentos para retê-la, constituindo assim uma agressão desnecessária. Diante desses desafios, em 1955, um cientista de nome Michael Buonocore propôs uma técnica mais conservadora para melhorar a retenção das resinas acrílicas. Essa técnica consistia em atacar a estrutura do esmalte com um ácido (condicionamento ácido do esmalte), a fim de provocar microporosidades (Fig. 7.1) nas quais a resina se impregnasse, a fim de que a restauração tivesse maior longevidade. Essa técnica, apesar de absurda aos críticos da época, foi mundialmente reconhecida 10 anos depois, tornando Buonocore o pai da odontologia adesiva.

**A dificuldade de adesão à dentina.** No que tange à adesão à dentina, foi proposto o mesmo mecanismo de ação (condicionamento ácido), uma vez que a dentina também é majoritariamente composta de

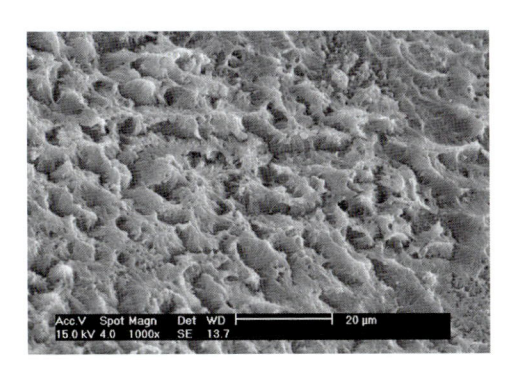

*Figura 7.1 – Fotomicrografia do esmalte humano condicionado com ácido fosfórico 37% por 30 segundos. Observe as irregularidades causadas pela dissolução seletiva do esmalte, uma vez que o ácido desmineraliza mais algumas partes do que outras. Os padrões de desmineralização podem ser classificados, como este da foto, um padrão do tipo 3 com dissolução heterogênea dos prismas de esmalte.*

minerais. No entanto, as resinas por serem hidrofóbicas não se aderiam bem ao substrato dentinário, que é complexo e dinâmico. Quando se aplicava ácido sobre a dentina, que é úmida, e posteriormente se inseria a resina acrílica, que é hidrofóbica, não existia nenhum imbricamento, pois a resina não se polimerizava adequadamente nesse meio, resultando em deslocamento das restaurações, sensibilidade alta e infiltrações severas.

**A necessidade de um adesivo específico.** O condicionamento ácido do esmalte não era a solução para adesão à dentina, problema este que impulsionou o desenvolvimento dos complexos sistemas adesivos, líquidos químicos que tinham a missão de colar o material restaurador à estrutura do esmalte e da dentina, provendo um selamento da interface sem sensibilidade dental e uma união duradoura. Esses sistemas adesivos sofreram muitas alterações ao longo dos anos e hoje se encontram na sétima geração, assunto que será abordado mais adiante neste capítulo.

## CLASSIFICAÇÃO

Há duas maneiras conhecidas de se classificar um sistema adesivo: a classificação por geração e a que os classifica pelo mecanismo de ação.

### CLASSIFICAÇÃO POR GERAÇÃO

Esta classificação necessita de atualizações permanentes, uma vez que muitos adesivos são lançados no mercado todos os anos. Também é importante ressaltar que nem sempre as gerações posteriores representam uma melhoria em relação às anteriores.

**PRIMEIRA GERAÇÃO:** Desenvolvidos nas décadas de 1950 e 1960, esses adesivos eram baseados em cianocrilatos, poliuretanos, ácido glicerofosfórico dimetacrilato (GPDM) e N-fenilglicina e glicidil metacrilato (NPG-GMA). Eles uniam-se à dentina e ao esmalte por meio da quelação com o cálcio, mas tinham muito baixa resistência de união e decompunham-se facilmente por hidrólise intraoral.

**SEGUNDA GERAÇÃO:** Surgiu bem depois da primeira, no final da década de 1970. Os adesivos tinham como principal diferença ésteres de fosfato de resinas sem carga derivadas do metacrilato, principalmente o Bisfenol glicidil metacrilato (Bis-GMA) e o hidroxi etil metacrilato (HEMA). O mecanismo de ação desses adesivos baseava-se na ligação iônica com o cálcio presente no esfregaço dentinário (*smear layer*), o qual não era muito eficiente, resultando em baixos valores de adesão.

**TERCEIRA GERAÇÃO:** Em razão do insucesso das gerações anteriores, os adesivos de terceira geração propuseram o condicionamento ácido da dentina pela primeira vez. Esse condicionamento tinha como objetivo simplesmente remover o esfregaço dentinário ou modificá-lo, a fim de promover melhor união com a dentina subjacente. Os componentes eram os seguintes: (1) um ácido fraco (cítrico, nítrico, maleico, oxálico ou mesmo o fosfórico em baixa concentração), (2) um *primer*, que é um agente promotor de adesão à dentina, molécula bifuncional que tem em um lado monômeros hidrofílicos (p. ex., Bifenil dimetacrilato – BPDM) e no outro grupamentos hidrofóbicos, que se ligavam quimicamente à resina, (3) um adesivo, era o último componente a ser aplicado, que nada mais era do que uma típica resina sem carga para maximizar a ligação do *primer* com a resina composta restauradora. Apesar das melhorias, a adesão ainda se fundamentava no esfregaço dentinário, e os resultados adesivos continuavam frustrantes.

**QUARTA GERAÇÃO:** Estes adesivos apresentaram uma mudança radical em todo o conceito de sistemas adesivos, pois preconizam a técnica conhecida como *total etch*, ou condicionamento total (esmalte e dentina). Segundo essa técnica, um ácido forte desmineraliza o esmalte e a parte mineral da dentina, a qual tem seu esfregaço completamente removido e sua malha de colágeno exposta. Para prover uma adesão efetiva, um *primer* bifuncional é aplicado, o qual trabalha muito bem em dentina úmida, e por fim um adesivo hidrofóbico é aplicado, o qual se une covalentemente aos grupamentos metacrilatos das resinas compostas restauradoras. Esses adesivos ainda estão disponíveis no mercado e são considerados os melhores no que tange à adesão a longo prazo. Seu sucesso é devido à formação de uma camada híbrida, uma capa de colágeno impregnada com extensões de resina, muito resistente e impermeável.

**QUINTA GERAÇÃO:** Com o mesmo mecanismo de ação dos adesivos de quarta geração, estes sistemas possuem a vantagem da simplificação, uma vez que *primer* e adesivo vêm juntos em um único frasco, o que diminui o número de passos operatórios.

**SEXTA GERAÇÃO:** Esta classe de materiais surgiu pela necessidade de reduzir a sensibilidade pós-operatória muitas vezes causada pelos sistemas adesivos anteriores, que preconizam o condicionamento ácido da dentina. Também surgiu para tentar contornar os problemas associados à nanoinfiltração causada por uma zona porosa sob a camada híbrida, suscetível de sofrer infiltração. Os adesivos de sexta geração então são conhecidos como autocondicionantes de dois passos ou *self etching primers* e reúnem na mesma solução o condicionamento ácido e o *primer*, necessitando de uma aplicação separada da resina adesiva.

**SÉTIMA GERAÇÃO:** É a última das gerações de adesivos até o momento. Seu sistema é conhecido como *self etching adhesives* ou *all-in-one*, uma vez que possuem todos os componentes (um *primer* acidificado e o adesivo) em um único frasco. Tanto o adesivo de sexta geração (em dois passos) como o de sétima geração (em um passo só) penetram, dissolvem e incorporam o esfregaço dentinário (*smear layer*) na interface adesiva.

## CLASSIFICAÇÃO PELO MECANISMO DE AÇÃO

Parece mais adequado classificar os adesivos atuais de acordo com a sua forma de aplicação, e não pela classificação por gerações. Dessa forma, simplifica-se a classificação por levar em conta a aplicação ou não de ácido em um tempo separado, dividindo-se os sistemas adesivos em dois grandes grupos, conforme mostrado no Quadro 7.1. É interessante observar também que existe uma tênue diferença na forma como a dentina é abordada nos dois grupos. Nos adesivos com condicionamento ácido total, trabalha-se com a dentina úmida; já nos adesivos autocondicionantes, trabalha-se com a dentina seca.

### ADESIVOS COM CONDICIONAMENTO ÁCIDO TOTAL OU TOTAL ETCH

Os adesivos de condicionamento total (*total etch*) se dividem em duas categorias: uma em que ácido, *primer* e adesivo são disponibilizados em frascos separados, e outra em que o *primer* e o adesivo são disponibilizados no mesmo frasco, ou seja, apenas o ácido e o sistema adesivo estão em frascos separados.

#### SISTEMAS DE CONDICIONAMENTO ÁCIDO TOTAL DE TRÊS PASSOS

Esses sistemas adesivos são compostos por ácido, *primer* e adesivo. O ácido é em geral ácido fosfórico a 37%, o qual é responsável pela remoção da *smear layer* ou esfregaço dentinário e pela desmineralização da camada superficial de hidroxiapatita. O *primer* é uma resina hidrofílica, bifuncional (contém um grupo hidrofílico e outro hidrofóbico para ligação com o monômero resinoso), dissolvida em solventes orgânicos e especialmente desenvolvida para promover adesão à dentina.

Os solventes contidos no *primer* têm como objetivo promover a difusão e a infiltração dos monômeros por meio do deslocamento da

**QUADRO 7.1** – **Classificação dos sistemas adesivos de acordo com a quantidade de tempos operatórios**

| Sistema adesivo | Adesivos com condicionamento total | Adesivos autocondicionantes |
|---|---|---|
| ETAPAS | 3 passos (ácido + *primer* + adesivo) | 2 passos (*primer* auto-condicionante + adesivo) |
| | 2 passos (ácido + *primer* adesivo) | 1 passo (*all-in-one*, ácido, *primer* e adesivo em frasco único) |

água existente na dentina. Eles evaporam-se deixando uma fina camada de monômeros na superfície. O adesivo nada mais é do que uma resina fluida de baixa viscosidade, composta em geral por Bis-GMA e TEGDMA. Ela pode conter ainda UDMA e, em alguns casos, monômeros hidrófilos como HEMA, sendo essencialmente hidrófoba e compatível com o material restaurador. Tem a função de estabilizar a estrutura de fibras colágenas desmineralizadas pelo ácido e penetradas pelo *primer*.

Os representantes mais conhecidos desse grupo são ilustrados na Figura 7.2. Apesar de sua técnica de aplicação ser mais sensível, esses adesivos são considerados, ainda hoje, padrão-ouro para comparação quanto à sua resistência de união.

## SISTEMAS DE CONDICIONAMENTO ÁCIDO TOTAL DE DOIS PASSOS

Os adesivos de dois passos e condicionamento total são aqueles nos quais o *primer* e o adesivo estão em um frasco único (Fig. 7.3). Geralmente o monômero hidrófilo HEMA é o componente mais encontrado, sendo que estes sistemas precisam ser constituídos por monômeros hidrófilos e hidrófobos simultaneamente. Os solventes também podem ser água e acetona, sendo que há diferença entre eles no que tange à sensibilidade da técnica de aplicação. Solventes muito voláteis como a acetona exigem que mais camadas sejam aplicadas para uma adequada penetração do sistema adesivo (Fig. 7.4). Na ordem de sucessão, estão atrás dos adesivos *total etch* de três passos, podendo substituí-los satisfatoriamente.

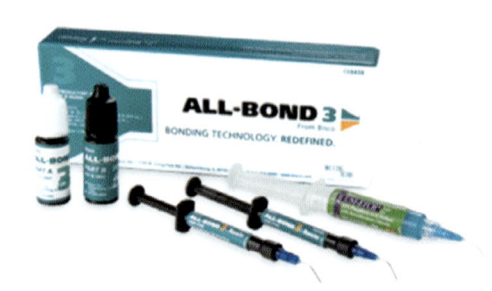

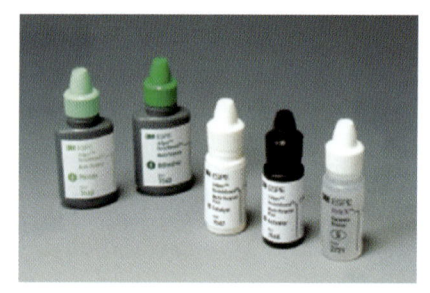

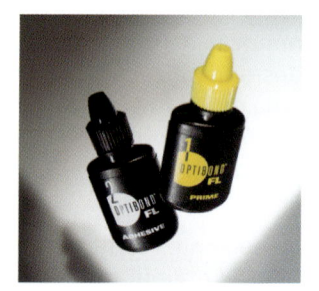

*Figura 7.2 – Sistemas adesivos de condicionamento ácido total de três passos: Adper™ Scotchbond™ Multi-Purpose Plus Adhesive (3M), All Bond 3 (Bisco) e Optibond FL (Kerr).*

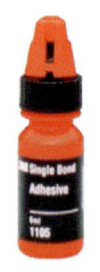

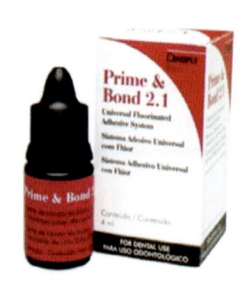

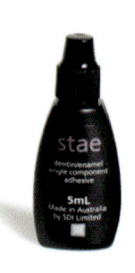

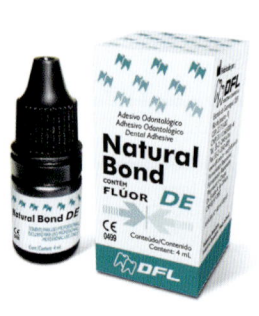

*Figura 7.3 – Alguns sistemas de condicionamento total de dois passos: Excite (Ivoclar-Vivadent, Adper Single Bond (3M), Prime e Bond 2.1 (Dentsply), Stae (SDI) e Natural Bond DE (Nova DFL).*

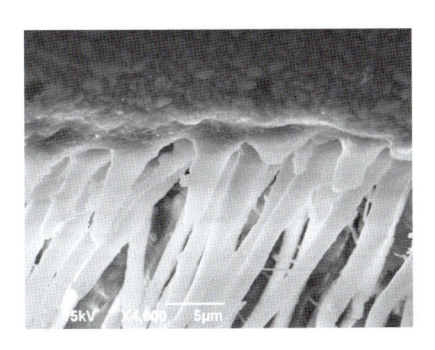

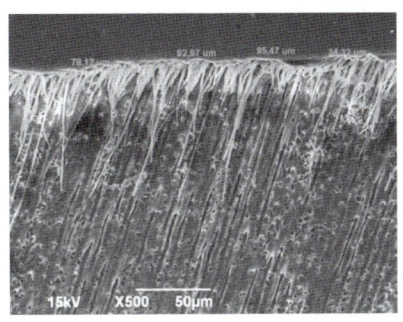

*Figura 7.4 – Tags (interdigitações) resinosos formados na estrutura de dentina com um sistema adesivo de condicionamento ácido total de dois passos.*

## ADESIVOS AUTOCONDICIONANTES OU SELF ETCH

Apesar do sucesso dos sistemas adesivos de condicionamento ácido total, sempre se buscou a facilitação ou simplificação dos procedimentos clínicos. Além disso, os sistemas de condicionamento ácido total eram acusados de causar sensibilidade pós-operatória em cavidades amplas e/ou profundas, uma vez que o ácido pode desmineralizar mais do que o adesivo poderia preencher, causando vácuos que podem originar sensibilidade. Diante desses desafios, a comunidade científica idealizou os sistemas adesivos autocondicionantes, os quais basicamente penetram à medida que vão desmineralizando, uma vez que são acídicos.

Os sistemas autocondicionantes podem ser encontrados em aplicações de dois passos (dois frascos separados, um *primer* e um adesivo) ou em passo único *all-in-one* (um frasco somente), e representam a vanguarda em adesivos odontológicos. São mais fáceis de aplicar, mas ainda não têm valores de resistência de união em esmalte comparáveis aos sistemas adesivos de condicionamento total. Por isso, sua utilização deve ser criteriosa, observando-se as indicações específicas e a técnica de uso, a fim de evitar problemas com a vida útil das restaurações.

### ADESIVOS AUTOCONDICIONANTES DE DOIS PASSOS

Esses adesivos são geralmente apresentados na forma de dois frascos, sendo o primeiro o *primer* e o segundo, o *bond* ou adesivo (Fig. 7.5). A união propriamente dita é obtida pela aplicação dos monômeros ácidos contidos no *primer* diretamente sobre o esfregaço dentinário (*smear layer*), englobando-o na camada híbrida. Sobre o *primer*, aplica-se então o *bond* ou adesivo, que é basicamente uma resina hidrofóbica sem carga, a qual permite uma ótima união química com a resina composta restauradora.

Os sistemas autocondicionantes provocam uma abertura limitada dos túbulos dentinários, reduzindo assim a permeabilidade dentinária e consequentemente a probabilidade de sensibilidade pós-operatória. Nesses sistemas adesivos, a água é um componente primordial, constituindo de 30 a 40% da composição do *primer* acídico. Essa água permite a formação de íons hidrônio, que, associados a monômeros acídicos, tornam a solução acídica. O frasco do adesivo geralmente possui resina fluida contendo dimetacrilatos livres de água. Apesar de as resistências de união em dentina encontradas com os autocondicionantes serem satisfatórias (15 - 20 MPa), nem sempre a

**LEMBRETE**

Os sistemas autocondicionantes, de fácil aplicação, representam a vanguarda em adesivos odontológicos.

**ATENÇÃO**

A utilização dos sistemas autocondicionantes deve ser criteriosa, observando-se as indicações específicas e a técnica de uso, a fim de evitar problemas com a vida útil das restaurações.

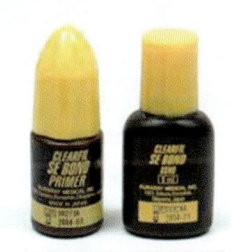

**CLEARFIL SE BOND**
Kuraray America Inc.

*Figura 7.5 – Sistema adesivo autocondicionante de dois passos. Clearfill SE (Kuraray).*

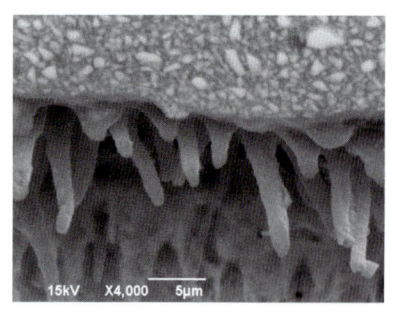

*Figura 7.6 – Fotomicrografia que ilustra os tags resinosos formados pelo sistema adesivo autocondicionante AdheSE (Ivoclar Vivadent).*

adesão ao esmalte é eficiente, o que sugere uma alteração da técnica de aplicação por meio do condicionamento ácido somente do esmalte.

### ADESIVOS AUTOCONDICIONANTES DE UM PASSO

A nova tendência é realmente a simplificação dos passos, por isso surgiram os adesivos autocondicionantes de passo único, ou *all-in-one adhesives*, que contêm monômeros resinosos hidrófilos e hidrófobos dissolvidos em acetona, etanol, água ou uma combinação deles. Esses monômeros geralmente são fosfatos ácidos metacrílicos como 2-metacriloxil etil fenil hidrogeno fosfato (Fenil-P); 10-metacriloxidecil fosfato di-hidrogênio (10-MDP) e metacriloxietil fenil hidrogenofosfato (MEP). Também podem conter ácidos carboxílicos como 4-metacriloxietil anidro trimetílico (4-META) e 10-metacriloxidecil ácido malônico (MAC-10).

## QUADRO 7.2 – Silorano

Está disponível no mercado um sistema adesivo chamado Silorano, especificamente indicado para um determinado compósito (Fig. 7.7). Segundo o fabricante, trata-se de um sistema adesivo autocondicionante de dois passos composto por um *primer* autocondicionante seguido de um agente adesivo altamente hidrófobo. Ainda de acordo com o fabricante, esse sistema é compatível apenas com o compósito ao qual se associa, pelo fato de este ser altamente hidrófobo. O gradiente alto de variação entre a parte hidrófila (substrato dental) e a hidrófoba (Silorano) exige esse sistema adesivo especial. Sua composição não difere muito dos demais, sendo que o *primer* autocondicionante contém metacrilatos fosforilados e copolímeros com funcionalidades de ácidos carboxílicos, que provêem adesão química ao cálcio da mesma forma que os ionômeros de vidro.

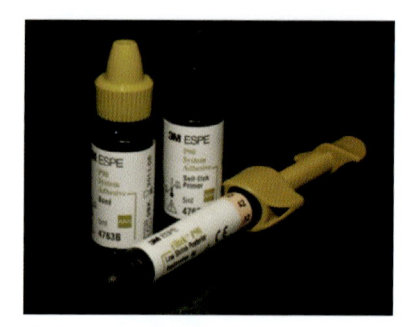

*Figura 7.7 – Sistema restaurador Filtek™ P90 ou Filtek™ Silorano (3\M – ESPE).*

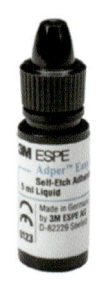

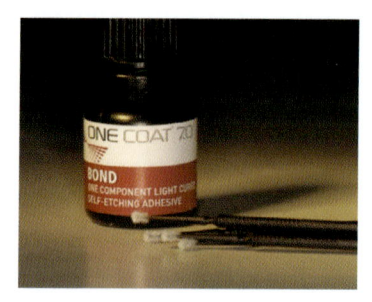

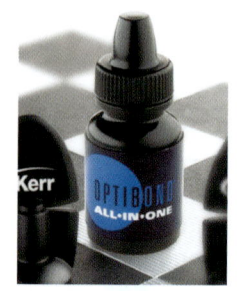

*Figura 7.8 – Sistemas adesivo autocondicionantes de um passo (all-in-one). Adper™ Easy One (3M ESPE), One Coat 7.0 (Coltene-Whaledent) e Optibond All-in-One (Sybron-Kerr).*

## COMPOSIÇÃO DOS SISTEMAS ADESIVOS

No processo de diferenciação entre os diversos tipos de adesivos, procuramos mencionar os principais ingredientes de cada um deles. Para tratar da composição dos sistemas adesivos de forma mais didática, vamos dividir seus principais componentes de uma maneira geral. O leitor, porém, deve considerar que há muitas pequenas variações em cada marca comercial, o que tornaria muito exaustivo o trabalho de listar cada detalhe de todos os produtos disponíveis.

Antes de tratarmos da composição dos adesivos, é preciso lembrar que trabalhamos com dois substratos diferentes: o esmalte e a dentina, sobre os quais queremos a máxima adesão. O esmalte é mais mineralizado e menos complexo, razão pela qual a adesão nele é mais fácil. Basta condicioná-lo com ácido fosfórico para provocar microporosidades, nas quais é aplicada uma resina fluida que sofre polimeração e provê um travamento mecânico. Ou seja, um adesivo para união específica em esmalte pode ser composto somente por monômeros hidrófobos (oligômeros dimetacrilatos Bis-GMA e TEGDMA), sem a necessidade de grupamentos hidrófilos (Fig. 7.9).

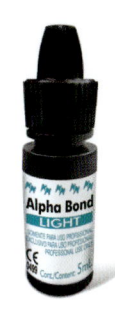

*Figura 7.9 – Adesivo de esmalte com puros grupamentos hidrófobos (Alpha Bond Light, Nova DFL).*

Quanto à dentina, a adesão é mais difícil, uma vez que sua estrutura é um substrato dinâmico e complexo composto de até 22% de água. Como os adesivos puramente hidrofóbicos não se polimerizam efetivamente em meio úmido, é preciso que eles recebam grupamentos hidrófilos. As resinas hidrófilas possuem a capacidade de se infiltrar entre as úmidas fibras colágenas expostas após a desmineralização da dentina. Para tanto, elas necessitam de moléculas bifuncionais, nas quais uma ponta contém um grupamento metacrilato hidrofóbico, para a adesão ao material restaurador, e a outra ponta contém um grupamento hidrófilo, composto basicamente por grupamentos fosfatos, para a adesão à dentina. Portanto, podemos dizer que os adesivos universais são basicamente sistemas éster-fosfatos, compostos pelos mesmos monômeros metacrilatos que formam a base das resinas compostas convencionais (Bis-GMA, TEG-DMA).

## COMPOSIÇÃO BÁSICA

Como já foi mencionado, um sistema adesivo pode se apresentar em dois frascos ou em um frasco só. Quando eles se apresentam em dois frascos, são divididos em *primer* e *bond* (adesivo). Quando estão em um frasco só, podem ser chamados somente de adesivo, ou sistema adesivo. A seguir, as composições do *primer* e do adesivo são descritas de forma separada (dois frascos), bastando juntá-las nos casos de frasco único.

**PRIMER:** É um promotor de adesão, uma resina de baixa viscosidade que contém monômeros resinosos com propriedades hidrofílicas e hidrofóbicas, tendo ao mesmo tempo afinidade pelas fibras colágenas expostas e capacidade de se copolimerizar com o adesivo hidrofóbico aplicado sobre ele. Ele é basicamente composto por moléculas de metacrilato, principalmente HEMA, difenildimetacrilato (BPDM), NPG-GMA, ácido piromelítico dietilmetacrilato (PMDM) e 4-META.

**ADESIVO (*BOND*):** É uma resina fluida basicamente hidrófoba, composta basicamente de oligômeros dimetacrilatos, como o Bis-GMA, uretano dimetacrilato (UDMA) e trietileno glicidil dimetacrilato (TEG-DMA). O adesivo pode conter também monômeros hidrofílicos como o HEMA, a fim de facilitar o contato com a dentina.

**SOLVENTES:** São veículos muito utilizados nos sistemas adesivos que têm como função diminuir a viscosidade do produto e agir muitas vezes como um "perseguidor" de água, levando o sistema adesivo aonde quer que haja umidade, volatilizando-se posteriormente e mantendo os monômeros no local. Os principais solventes utilizados são acetona, água-etanol ou só água, os quais podem chegar a até 90% da composição de alguns sistemas.

**PARTÍCULAS DE CARGA:** São micro ou nanopartículas de sílica adicionadas à matriz orgânica do adesivo (20 a 40% em peso), a fim de conferir maior resistência coesiva e possivelmente uma camada híbrida (camada composta por adesivo e fibras colágenas) mais resistente. Nem todos os sistemas adesivos possuem carga em sua composição.

**INICIADORES E ACELERADORES:** A maioria dos sistemas adesivos é fotoativada, compreendendo em sua composição o sistema de aminas aromáticas e fotoiniciadores como a canforquinona. Existem também os sistemas adesivos de polimerização química, os quais possuem o peróxido de benzoíla e aminas terciárias que geram radicais livres e iniciam a polimerização. Os sistemas adesivos de dupla polimerização (foto e química) contêm a composição dos quimicamente ativados e a dos fotoativados, para casos em que a luz não consiga penetrar. Há ainda sistemas de dupla ativação que contêm sulfinatos aromáticos de sódio, componentes diferentes da reação peróxido-amina.

# *RESISTÊNCIA DE UNIÃO DOS SISTEMAS ADESIVOS*

### SAIBA MAIS

**Microinfiltração e nanoinfiltração**
A resistência de união é um fator importante a ser analisado, mas a durabilidade dessa união pode ser comprometida pela infiltração de produtos ácidos e bacterianos, seja pela interface dente-restauração, seja por qualquer um dos dois substratos (esmalte e dentina). Além de comprometer a união da restauração, a infiltração pode acarretar danos irreversíveis à polpa dental, como a ocorrência de cáries secundárias, com produtos bacterianos sendo lançados ao tecido pulpar. O que determina o tipo de infiltração é o tamanho das fendas ou lacunas (*gaps*) que há nas interfaces. A microinfiltração é a passagem de bactérias, fluidos, moléculas ou íons entre as paredes da cavidade e o material restaurador, sendo clinicamente imperceptível. Já a nanoinfiltração pode acontecer entre a camada híbrida e a dentina intacta subjacente, mesmo sem a existência de fendas nas interfaces.

Os sistemas adesivos aderem às estruturas dentais por meio de mecanismos de imbricamento micromecânico, representados pela camada de interdifusão dente e adesivo resinoso. No esmalte, os adesivos penetram nas microporosidades causadas pelo condicionamento ácido seletivo; na dentina, forma-se uma camada híbrida (*smear layer*), composta por fibras colágenas e adesivo, o qual também penetra em microporosidades existentes no mineral dentinário.

Os valores de resistência de união dessas interfaces podem ser medidos por testes de microtração e cisalhamento. O resultado é obtido pela razão entre a força exercida para separar as interfaces e a área destas, sendo os valores expressos geralmente em $N/mm^2$ (MPa). Valores da ordem de 20 MPa têm sido reconhecidos como aceitáveis, tanto em testes de microtração como em testes de cisalhamento ou microcisalhamento.

# INDICAÇÕES DOS SISTEMAS ADESIVOS

Os sistemas adesivos foram idealizados para promover uma excelente e duradoura adesão à estrutura dental, ou seja, para funcionar como uma cola de alta qualidade, que possa resistir às hostilidades da boca. Portanto, sempre que se pretende aderir um material à estrutura do esmalte ou da dentina, devem-se utilizar os adesivos, principalmente no caso dos polímeros, que sofrem de uma contração de polimerização inerente, a qual propicia a formação de fendas por onde infiltrações podem ocorrer.

Apesar da preocupação de buscar materiais que não se deformem, ou que sejam autoadesivos, como cimentos resinosos e resinas fluidas já disponíveis no mercado, tais materiais ainda necessitam de melhoramentos para chegar ao mesmo desempenho dos sistemas adesivos. As indicações mais comuns dos sistemas adesivos são as seguintes:

- restaurações diretas de resina composta;
- restaurações indiretas de resina composta e cerâmica (facetas, *inlays*, *onlays*);
- pinos fibrorresinosos pré-fabricados;
- dessensibilização dentinária;
- próteses fixas adesivas;
- braquetes ortodônticos.

**PARA PENSAR**

Os sistemas adesivos são fundamentais na prática odontológica, pois sem eles a odontologia conservadora adesiva não existiria. O clínico deve dominar todos os procedimentos adesivos, a fim de obter excelência nas restaurações. É muito importante, portanto, que o profissional entenda o mecanismo de adesão dos diferentes sistemas, pois a técnica de aplicação é fundamental. Por exemplo, no caso de sistemas em que o *primer* vem separado do adesivo, é importante que o primeiro esteja seco antes da aplicação do segundo, senão a resistência de união é reduzida. Outro detalhe importante é aplicar o *primer* com fricção sobre a dentina por aproximadamente 15 a 20 segundos, para que ele possa penetrar adequadamente e prover boa retenção.

**ATENÇÃO**

O profissional deve sempre ter em mãos no mínimo dois tipos distintos de adesivo, um autocondicionante e outro convencional, que utilize ácido previamente. Assim, em casos que exijam máxima adesão (p. ex., facetas indiretas), ele utilizará o convencional; já nos casos em que pode haver sensibilidade pós-operatória (p. ex., cavidades profundas), ele deve utilizar os autocondicionantes.

# RESINAS COMPOSTAS

Os materiais metálicos tradicionais, apesar de terem um desempenho eficiente até certo ponto, apresentam sérias limitações, tais como remoção desnecessária de tecido vital sadio, descoloração por difusão iônica e principalmente falta de estética, além do suposto risco de intoxicação cumulativa. A obtenção de uma função e uma estética natural, com um mínimo de danos à estrutura hígida remanescente, sempre foi um desafio à odontologia.

As novas abordagens conservativas e a restauração com novos materiais estéticos, quando devidamente selecionados, apresentam um desempenho eficiente e garantem sucesso a longo prazo. A **resina composta** destaca-se como o material restaurador estético mais utilizado em odontologia, tanto pela facilidade de uso quanto pela excelente relação custo-benefício. Trata-se de um material extraordinário que, quando bem utilizado, apresenta resultados surpreendentes. Contudo, sua técnica de utilização é meticulosa, exigindo cuidados para que não haja erro em nenhum passo da sequência operatória.

## HISTÓRIA E EVOLUÇÃO DAS RESINAS COMPOSTAS

Na década de 1850, os materiais restauradores para dentes anteriores eram constituídos de cimentos de oxicloreto de zinco ou outras combinações, como oxicloreto de magnésio e cimento de oxisulfato de zinco, todas muito solúveis e altamente irritantes ao tecido pulpar. Em 1878, foi criado o cimento de fosfato de zinco, com o objetivo de corrigir as falhas dos cimentos anteriores. No entanto, sua estética não era satisfatória, dada sua opacidade, o que levou ao surgimento e à popularização dos cimentos de silicato por volta de 1904, por serem materiais mais translúcidos.

Em 1934, surgiu na Alemanha uma resina acrílica autopolimerizável, ou seja, um plástico capaz de ser usado diretamente na boca. Essa resina era basicamente a mesma usada nas bases de dentaduras, com a diferença de que sua reação de polimerização era desencadeada por reagentes químicos, e não por calor. As resinas acrílicas eram providas como um sistema pó-líquido no qual o pó era composto de partículas poliméricas de mono metil metacrilato (MMA) e aceleradores de amina terciária, enquanto o líquido continha monômeros de MMA e iniciadores peróxido de benzoíla, causando uma reação de polimerização por adição durante o contato entre a amina terciária e o peróxido de benzoíla. Esse sistema redox iniciador/ativador estabeleceu as bases para as resinas restauradoras diretas.

As resinas acrílicas ativadas quimicamente (RAAQ) competiram, com certo sucesso, com os silicatos, uma vez que apresentavam uma boa adaptação de cor e podiam ser polidas. Contudo, elas sofriam de uma alta taxa de contração de polimerização (aproximadamente 8% em volume) e apresentavam um alto coeficiente de expansão térmica (seis a oito vezes maiores que o do dente), o que gerava uma adaptação marginal deficiente e, consequentemente, uma alta incidência de cárie recorrente. Além disso, suas pobres propriedades mecânicas desencadeavam uma alta incidência de fraturas sob tensão e uma alta taxa de abrasão quando sob função.

**Resina composta**
É uma resina sintética, baseada em acrílico, à qual foi incorporada uma alta porcentagem de carga inorgânica inerte.

Nesse cenário, surgiram as resinas compostas ou compósitos, uma combinação de materiais geralmente formada de dois constituintes insolúveis entre si que resultam em um material com propriedades superiores àquelas dos seus constituintes originais. As resinas compostas estão disponíveis em odontologia há aproximadamente 50 anos, e seu desenvolvimento como material restaurador começou no final da década de 1950, quando Ray Bowen[1] iniciou seus experimentos reforçando resinas epóxicas com partículas de carga, pois essas resinas na época demonstravam uma polimerização muito lenta e uma tendência à descoloração, além de outras desvantagens.

O trabalho de Bowen alcançou seu maior sucesso com o desenvolvimento da molécula Bis-GMA, realizado pela combinação das vantagens das resinas epóxicas e dos acrilatos.[2] Bis-GMA satisfez plenamente as funções como matriz resinosa de uma resina composta, revolucionando o campo da restauração de dentes anteriores e substituindo rapidamente os silicatos e as resinas acrílicas. A primeira resina composta disponível comercialmente denominava-se Addent (3M) e foi introduzida em 1964, sendo constituída de uma resina Bis-GMA na forma de pó e líquido. Em 1969, a resina Adaptic (J & J) foi introduzida, sendo o primeiro sistema pasta/pasta comercialmente disponível, o qual se tornou extremamente popular e acabou por dominar o mercado mundial. Obviamente as resinas compostas vêm ao longo dos anos sofrendo melhoras significativas no que tange às suas propriedades físicas e mecânicas. Isso tornou as formulações atuais muito melhores (Figs. 7.10 e 7.11), sendo, por exemplo, vinte vezes mais resistentes ao desgaste do que as formulações originais.

**SAIBA MAIS**

O nome resina composta vem de "compósito", termo que significa combinação de materiais insolúveis entre si, produzindo um terceiro que possui propriedades superiores aos seus constituintes originais. Um exemplo clássico é o revolucionário *fiberglass* (polímero reforçado por fibra), no qual a matriz resinosa é reforçada por fibras de vidro, originando um material mais duro e rígido que a resina e menos frágil que o vidro.

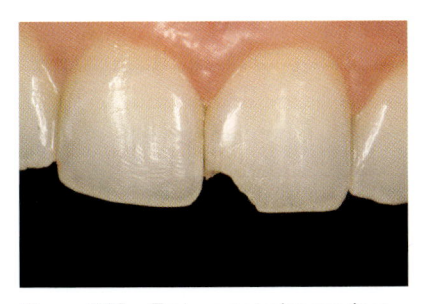

*Figura 7.10 – Fratura anterior em área de alta tensão e difícil resolução estética.*

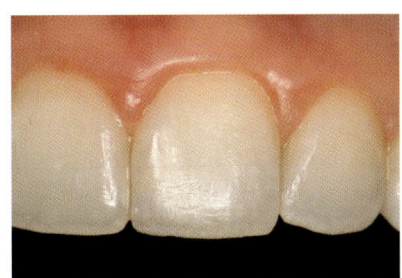

*Figura 7.11 – Restauração direta com resina composta nano-híbrida. Observe os efeitos de cor e textura para a otimização da estética.*

## COMPOSIÇÃO

A composição básica das resinas compostas é apresentada no Quadro 7.3 e detalhada a seguir.

### MATRIZ RESINOSA

Geralmente é constituída de monômeros diacrilatos alifáticos ou aromáticos, sendo o Bis-GMA, o UDMA e o uretano etil dimetacrilato (UEDMA) os mais frequentemente empregados. Além desses

**QUADRO 7.3 – Componentes básicos de uma resina composta**

| |
|---|
| Matriz resinosa |
| Iniciadores de polimerização físicos ou químicos |
| Fase dispersa de cargas e corantes |
| Agente de cobertura das partículas de carga (silano) |

> **SAIBA MAIS**
>
> Ainda nos dias de hoje, a matriz mais utilizada nas resinas compostas é a matriz orgânica formulada e patenteada na década de 1960 e hoje conhecida como resina de Bowen.

> **SAIBA MAIS**
>
> O quartzo tem sido usado extensivamente como carga, porém é muito duro, dificultando o polimento do material e causando abrasão de dentes e restaurações antagonistas. Por essa razão, partículas radiopacas de vidros e cerâmicas que contêm metais pesados como bário, estrôncio e zircônia ganharam muito espaço.

componentes, a matriz resinosa possui monômeros diluentes, necessários para diminuir a viscosidade dos monômeros de alto peso molecular. Os monômeros diluentes mais empregados são dimetacrilatos, tais como o TEG-DMA, o dietil glicol dimetacrilato (DEGMA), e o tri uretano dimetacrilato (TUDMA), os quais possibilitam a incorporação de alto conteúdo de carga, além de propiciar um material final com melhores características de manipulação.

## PARTÍCULAS DE CARGA

As partículas de carga provêm estabilidade dimensional à instável matriz resinosa, com a finalidade de melhorar suas propriedades. Quando essas partículas são misturadas à matriz, o primeiro efeito é a redução da contração de polimerização, simplesmente pelo fato de diminuir a quantidade de resina presente em um certo volume. Outras melhoras imediatas observadas são menor sorção de água e menor coeficiente de expansão térmica, além de aumento nas resistências de tração, compressão e abrasão e um maior módulo de elasticidade (maior rigidez).

As partículas de carga mais comumente utilizadas são de dióxido de silicone, silicatos de boro e silicatos de lítio-alumínio. Em muitos compósitos, o quartzo (mais usado no início) é parcialmente substituído por partículas de metal pesado como bário, estrôncio, alumínio e zircônia, os quais são radiopacos. Muitos estudos têm sido feitos para incorporar partículas de metafosfato de cálcio, que são menos duras que as de vidro e desgastam menos a dentição antagônica. Além destas, outras partículas de carga também são utilizadas, como as diminutas partículas de sílica (0,02 a 0,04 μm) chamadas de micropartículas e nanopartículas, obtidas mediante processos pirolíticos (queima) e de precipitação (sílica coloidal).

Nanotecnologia consiste na manipulação e na medida de materiais na escala abaixo de 100 nanômetros. As novas resinas compostas apresentam partículas inorgânicas que variam de 20 a 75 nm, o que diminui a contração de polimerização e promove uma lisura superficial bastante satisfatória. A inovação das resinas nanoparticuladas está na silanização individual das partículas de carga, formando os chamados "nanoaglomerados", ou seja, massas de partículas homogêneas que impedem sua soltura ou desgarramento, como acontece com as partículas micro-híbridas.

## AGENTE DE COBERTURA

O agente de cobertura, popularmente conhecido como "silano", é o material responsável pela união das partículas de carga à matriz resinosa, fator extremamente importante no que tange à melhora das propriedades físicas e mecânicas, uma vez que propicia uma transferência de tensões da fase que se deforma mais facilmente (matriz) para a fase mais rígida (carga). Além disso, o agente de cobertura provê uma estabilidade hidrolítica, uma vez que previne a penetração de água na interface resina/carga.

Esses agentes são frequentemente denominados silanos pelo fato de pertencerem ao grupo dos organosilanos, que, quando hidrolisados, possuem grupos silanóis os quais se unem ionicamente ao óxido de silício ($SiO_2$) da superfície das partículas de carga por ligações siloxanas. Os organosilanos, por serem moléculas bipolares, também possuem grupos metacrilatos os quais possuem ligações covalentes com a resina quando do processo de polimerização, propiciando uma interface resina/carga adequada. Além dos silanos orgânicos, outros agentes de cobertura que podem ser usados são os titanatos e os zirconatos.

## AGENTES INICIADORES

São químicos que, uma vez ativados ou excitados, dão início ao processo de polimerização. Nos sistemas resinosos autopolimerizáveis (ou quimicamente ativados) à base de Bis-GMA, por exemplo, o peróxido de benzoíla é o agente iniciador que reage com 2% de amina aromática terciária, a qual segmenta o peróxido de benzoíla em radicais livres. Já nos sistemas fotoativados, o agente iniciador geralmente é uma canforquinona (0,06%) ou outra diquetona, que são ativadas por uma luz visível com comprimento de onda de aproximadamente 450 nm. Isso as excita para um estado triplo, ocasionando uma interação com uma amina terciária alifática (0,04%) ou aromática (0,01%).

O resultado imediato de um sistema iniciador é a formação de um radical livre. Quando esse radical livre encontra um monômero resinoso com ligações duplas de carbono (C=C), forma um par com um dos elétrons da ligação dupla, deixando os outros membros livres do par igualmente reativos, ávidos para continuar a reação de polimerização.

**Radical livre**

É um composto muito reativo por apresentar um elétron sem par.

## SISTEMAS DE ATIVAÇÃO DE UMA RESINA COMPOSTA

A taxa de conversão polimérica, ou seja, a quantidade de monômero convertido em copolímeros é um processo extremamente importante, uma vez que repercute diretamente sobre as propriedades físicas e mecânicas das resinas compostas. Os sistemas de ativação atualmente utilizados são calor (termoativação), luz azul visível (fotoativação) e componentes químicos (autoativação).

A **termoativação** é o sistema que provê a maior taxa de conversão monômero/polímero, resultando em uma resina mais rígida e mais resistente ao manchamento e à fratura. Esse sistema é utilizado na confecção de partículas de carga pré-polimerizadas utilizadas em muitas resinas compostas, assim como em restaurações indiretas de resina (muitas vezes chamadas cerômeros) como coroas, facetas, *inlays* e *onlays*.

A **fotoativação** também provê polimerização de boa qualidade, com cura uniforme da matriz resinosa. Nesse sistema, o ativador é uma luz azul visível, com comprimento de onda de aproximadamente 470 nm. Essa luz excita o iniciador da resina (geralmente canforquinona), dando início ao processo de polimerização, conhecido como fotopolimerização. Esse sistema de ativação é o mais utilizado na prática odontológica em razão de sua praticidade e da relação custo/benefício.

Um terceiro e menos eficiente método de polimerização é o sistema de **autopolimerização**, em que um composto químico é utilizado para iniciar a reação. Nesse método, os produtos estão disponíveis em duas pastas que devem ser misturadas. A manipulação, contudo, é um método ineficiente de mistura, pois resulta em um produto final heterogêneo em nível molecular. Além disso, o ar incorporado durante a mistura acaba por enfraquecê-la, já que o oxigênio é conhecido como inibidor de polimerização, levando os sistemas autoativados a apresentarem menor taxa de conversão quando comparados a outros sistemas.

**LEMBRETE**

Resinas compostas fotoativadas são mais estáveis quanto à cor que as resinas compostas autoativadas por possuírem menos amina terciária residual presente. As aminas terciárias são provavelmente a maior causa de descoloração vista em resinas compostas.

Outra desvantagem dos sistemas quimicamente ativados é a instabilidade da cor, uma vez que alguns tipos de amina terciária aromática são compostos muito reativos, ou seja, são fortes doadores de elétrons e reagem facilmente para formar interações químicas complexas, o que pode levar a uma descoloração intrínseca. As aminas terciárias também são utilizadas nos sistemas fotoativados, mas em concentrações menores (menos de 0,1%) do que as usadas nos sistemas autoativados (2% ou mais). Além disso, nos sistemas fotoativados, as aminas mais usadas são as alifáticas (não aromáticas), consideradas menos reativas.

## CLASSIFICAÇÃO DAS RESINAS COMPOSTAS E SUAS CARACTERÍSTICAS

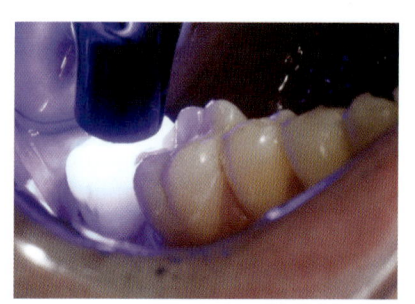

*Figura 7.12 – A fotoativação é certamente a forma mais usada de iniciar a polimerização de resinas compostas, tanto pela sua eficiência quanto pela sua praticidade.*

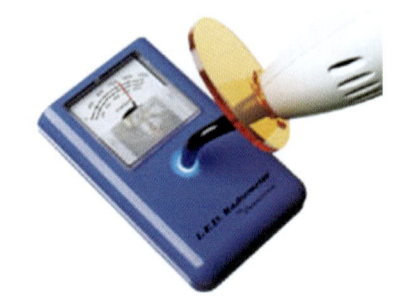

*Figura 7.13 – Para avaliar a efetividade da luz azul, um aparelho conhecido como radiômetro de cura (curing radiometer) é necessário. O radiômetro mede a potência de luz útil para excitar o iniciador e promover assim uma ótima polimerização.*

As resinas compostas podem ser classificadas de diferentes maneiras, no entanto, a mais apropriada e conhecida é a classificação por tamanho e distribuição de partículas, a qual inicialmente compreendia três tipos essenciais de resinas: macropartículas (partículas de 8 a 50 μm), micropartículas (0,04 μm) e híbridas (diferentes tamanhos, desde 0,04 a 5 μm). As resinas de macropartículas são pouco utilizadas atualmente e possuem grandes partículas de vidro ou quartzo, enquanto as de micropartículas possuem diminutas partículas de sílica. As híbridas, por sua vez, possuem os dois tipos de partículas, misturados de maneira variada. Com a crescente evolução e sofisticação desses materiais, houve a necessidade de melhorar ou especificar essa classificação, que é descrita a seguir.

## RESINAS DE MACROPARTÍCULAS

Também conhecidas como resinas tradicionais ou convencionais, foram desenvolvidas na década de 1970 e ainda são fabricadas, apesar de pouco utilizadas. Consistem basicamente em quartzo cristalino moído e têm a maioria das partículas na faixa de 8 a 12 micrômetros. Apresentam dificuldade de polimento, pois as partículas têm tendência a se soltar da matriz, deixando porosidades. São pouco resistentes ao desgaste.

## MICROPARTÍCULAS

Disponíveis no mercado há aproximadamente 30 anos, as resinas microparticuladas apresentam excelente polimento e manuseio. Suas partículas são de sílica coloidal com tamanho de 0,04 µm, as quais são produzidas pelo aquecimento em alta temperatura de partículas de quartzo (tetracloreto de silicone) até formar uma fumaça, que sofre condensação e origina micropartículas. Por esse motivo, essas micropartículas são chamadas de sílica pirogênica.

As micropartículas também podem ser formadas pela adição de partículas coloidais de silicato de sódio à água e ao ácido clorídrico (sílica coloidal). Elas podem ser incorporadas à matriz resinosa de duas formas: direta (compósitos homogêneos) e indireta (compósitos heterogêneos). Nos compósitos homogêneos, as micropartículas são adicionadas na sua forma original à matriz resinosa, o que seria uma forma ideal se pudesse ser incorporada em grandes quantidades. Contudo, isso não ocorre, pois mesmo uma mínima adição provoca um demasiado espessamento do produto, devido ao fato de partículas muito pequenas possuírem uma alta área de superfície.

Várias abordagens foram propostas no sentido de contornar essa deficiência, o que resultou na tecnologia de compósitos de micropartículas heterogêneos (Fig. 7.14). Nesses compósitos, as micropartículas são comprimidas em aglomerados mediante processos de sinterização, precipitação, condensação ou silanização. Os aglomerados são adicionados a uma matriz resinosa aquecida, propiciando uma incorporação de 70% ou mais de carga em peso. A seguir, a resina é polimerizada em bloco, congelada e moída em partículas que podem variar em tamanho de 1 a 100 µm, oscilando entre 20 e 60 µm em média. Essas partículas são chamadas de pré-polimerizadas e são por fim adicionadas a uma resina não polimerizada que já contém micropartículas (homogênea), originando um produto com alto conteúdo de carga (± 80% em peso).

## NANOPARTÍCULAS

Representando um novo campo de tecnologia, resinas nanoparticuladas são aquelas que possuem todas as

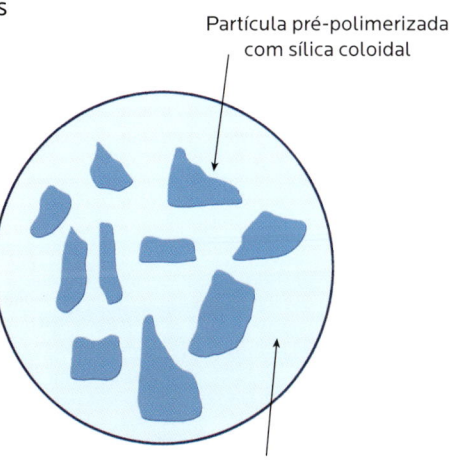

*Figura 7.14 – Resina composta microparticulada heterogênea, produzida pela incorporação de blocos de micropartículas e matriz resinosa a uma resina não polimerizada que também contém micropartículas.*

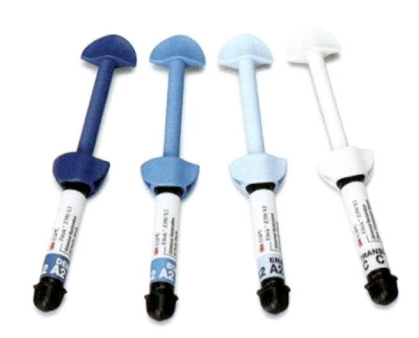

*Figura 7.15 – Resina composta nanoparticulada (Filtek Z350 XT – 3M).*

partículas abaixo de 100 nm, geralmente entre 20 e 75 nm (Fig. 7.15). As nanopartículas são geradas em nível molecular, diferentemente das partículas convencionais de carga de uma resina composta, que são em geral moídas a partir de partículas maiores. Há dois tipos de nanopartículas: tipo I e tipo II. O tipo I é subdividido em partículas nanométricas dispersas como unidades simples dentro da matriz resinosa e como aglomerados (*clusters*) de nanopartículas. O tipo II é consideravelmente diferente, pois consiste em nanopartículas de estrutura na forma de uma gaiola composta de oito átomos de silicone e 12 átomos de oxigênio. Em vez de existir como uma partícula individual ou aglomerado, a nanopartícula torna-se parte da matriz resinosa.

## *HÍBRIDAS*

Formuladas inicialmente na década de 1980, as partículas híbridas compreendem aproximadamente 75% de peso de partículas de tamanho convencional (1 a 3 um) e 8% de micropartículas. Suas propriedades mecânicas são boas, mas seu polimento é limitado. Foram os primeiros compósitos designados para uso no segmento posterior.

## *MICRO-HÍBRIDAS*

Em odontologia, o termo "micro" significa menor que um micrometro, enquanto o termo "nano" significa menor que 0,1 μm. Assim, resinas micro-híbridas são resinas híbridas, porém com tamanhos menores de suas grandes partículas. Elas possuem diferentes tamanhos de partículas e foram criadas para contornar os problemas das híbridas (estética e polimento). Seu tamanho é em média menor que 1 μm (0,6 a 0,7 μm), e elas contêm basicamente dois tipos de partículas: vidros moídos e sílica coloidal, sendo que as primeiras estão entre 0,5 e 1 μm enquanto as outras têm tamanho muito menor (0,04 μm). Geralmente essas resinas têm 75% em peso de carga, sendo 20% de sílica coloidal e o resto em partículas maiores. Apesar de haver muitos produtos comerciais ainda disponíveis no mercado, essa categoria de resina está em crescente desuso (Fig. 7.16).

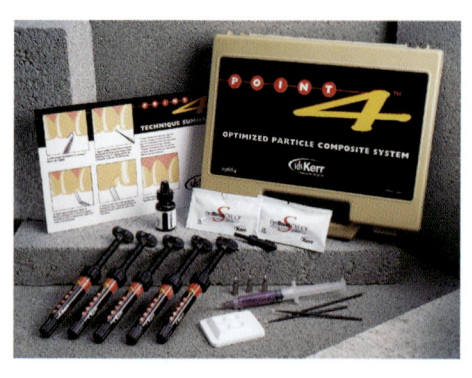

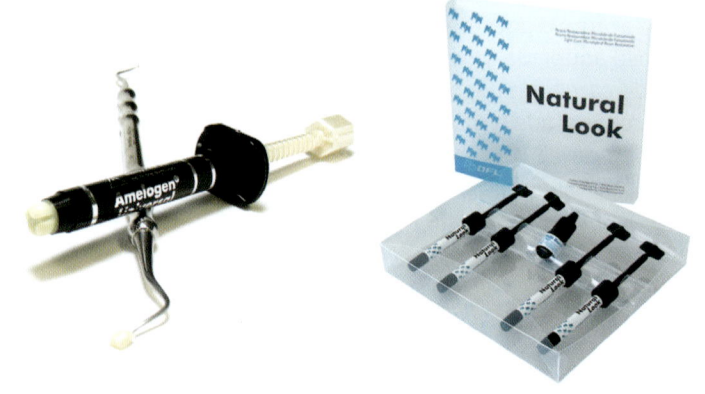

*Figura 7.16 – Resinas micro-híbridas com tamanho médio de partículas menores que 1 μm (Point 4 – Kerr; Natural Look – Nova DFL; Amelogen Plus – Ultradent).*

## NANO-HÍBRIDAS

São basicamente resinas micro-híbridas com mistura de nanopartículas, ou seja, com partículas menores que 0,04 μm (40 nanômetros). Desse modo, elas possuem três tipos de partículas: partículas pré-polimerizadas de aglomerados de nanopartículas, partículas de vidro ou sílica de aproximadamente 0,4 μm e nanopartículas individuais (0,05 μm). Apesar das controvérsias existentes sobre a terminologia, é fato que esses materiais são considerados universais e possuem excelentes propriedades mecânicas, estéticas e de manuseio (Fig. 7.17).

**SAIBA MAIS**

As resinas "flow" são resinas compostas mais fluidas, podendo ter diferentes composições. Elas são versáteis e muito aplicadas em odontologia (Figs. 7.18 e 7.19).

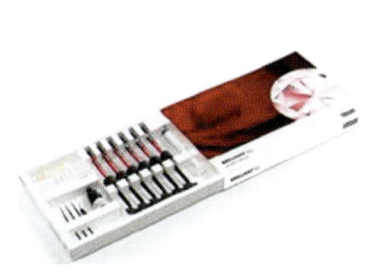

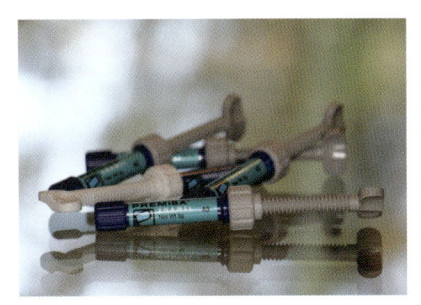

*Figura 7.17 – Resinas nano-híbridas: Premissa (Kerr); Brilliant NG (Coltène).*

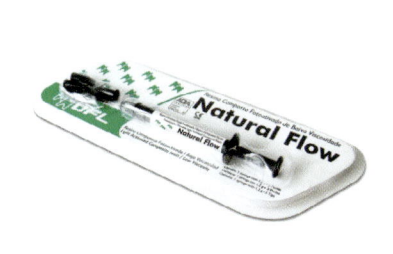

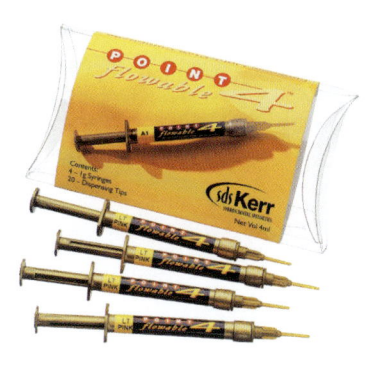

*Figura 7.18 – Resinas fluidas (flow). Essa categoria de resinas pode ser de micro-híbridas, nanopartículas ou nano-híbridas. Elas tornaram-se muito populares pela sua facilidade de uso, uma vez que escorrem e preenchem cavidades diminutas. Natural flow (Nova DFL); Point 4 Flowable (Kerr).*

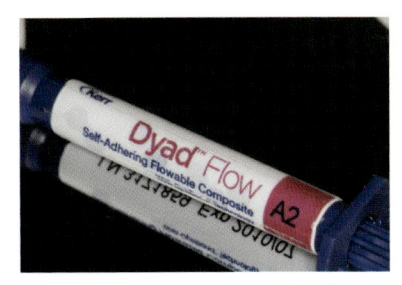

*Figura 7.19 – Resina fluida (flow) autocondicionante, a qual possui propriedades adesivas suficientes para eliminar o uso de sistemas adesivos, uma tendência dos polímeros contemporâneos (Dyad Flow – Kerr).*

## CONSIDERAÇÕES CLÍNICAS

Devido às grandes dimensões das partículas de carga, os compósitos de macropartículas apresentam deficiências relacionadas à rugosidade superficial que promove. As resinas de macropartículas são difíceis de polir, pois há um desgaste preferencial da matriz resinosa, propiciando uma proeminência das grandes partículas de carga mais resistentes. A rugosidade também ocorre com mais facilidade, uma vez que, quando uma partícula é perdida, ocasiona formação de pequenas crateras, fatores que influenciam muito no brilho superficial e na suscetibilidade ao manchamento, devido à facilidade para retenção de manchas. A pobre textura superficial das macropartículas é provavelmente a razão maior para o baixo

**LEMBRETE**

Uma resina composta bem inserida, fotoativada e polida possui sempre um grau muito bom de aceitação.

desempenho clínico desses materiais na região posterior, quando sob tensões oclusais.

Atualmente, a preferência recai sobre resinas nanoparticuladas ou nano-híbridas, em virtude de suas excelentes características de manuseio e estética, além das propriedades mecânicas insuperáveis (Fig 7.20). Contudo, as resinas micro-híbridas ou híbridas submicrométricas também possuem qualidades de excelência, além de uma reputação confiável, o que enaltece a importância da técnica.

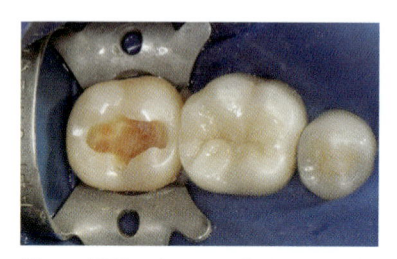

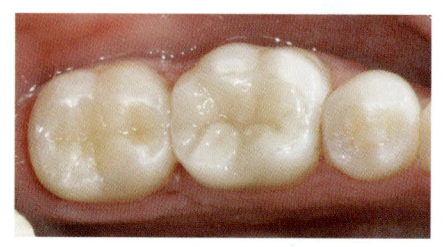

*Figura 7.20 – Aspecto de uma cavidade Classe I preparada (antes) e pós--restauração imediata (depois). Observe que é possível restaurar a forma, a função e a estética de maneira previsível e facilitada, dadas as propriedades físicas e de manuseio das resinas compostas.*

# 8

# Fundição odontológica

*CARLA MIRANDA*
*MARCELO CARVALHO CHAIN*

## LIGAS ODONTOLÓGICAS PARA FUNDIÇÃO

Apesar do constante desenvolvimento dos sistemas cerâmicos livres de metais, as ligas metálicas ainda ocupam lugar importante no tratamento reabilitador protético e possuem indicações clínicas tanto para próteses fixas como para próteses parciais removíveis.

Os metais apresentam propriedades como maleabilidade (capacidade de produzir lâminas, chapas finas) e ductibilidade (capacidade de produzir fios). Além disso, permitem a formação de ligas metálicas, que são resultantes da mistura de dois ou mais metais. As ligas mais utilizadas são as de ouro, paládio, prata, cobalto, níquel e titânio, e os elementos adicionais complementares são os mais variados.

Para comporem uma liga, os metais precisam exibir compatibilidade entre si e facilidade de fusão, fundição e soldagem. Também é fundamental que permitam excelente polimento e apresentem pouca contração de solidificação, mínima reatividade com o material de revestimento, boa resistência ao desgaste, alta dureza e resistência à deflexão e excelente resistência ao manchamento e à corrosão.

**OBJETIVOS DE APRENDIZAGEM**

- Conhecer as propriedades dos metais usados em odontologia
- Compreender as diversas etapas do processo de fundição odontológica

**SAIBA MAIS**

Entre os metais mais frequentemente encontrados nas ligas odontológicas, destacam-se ouro (Au), prata (Ag), paládio (Pd), platina (Pt), níquel (Ni), cromo (Cr), cobalto (Co), molibdênio (Mo), berílio (Be) e titânio (Ti).

## FUNDIÇÃO ODONTOLÓGICA

Fundição odontológica é um processo pelo qual se transforma uma restauração feita em cera (padrão de cera) em uma restauração definitiva de metal ou cerâmica. Ou seja, é um processo de duplicação

**SAIBA MAIS**

Por meio da técnica de fundição podem-se confeccionar restaurações pequenas ou extensas que não envolvam cúspides (*inlays*), restaurações parciais envolvendo cúspides (*onlays*), restaurações envolvendo todas as cúspides (*overlays*), coroas totais e próteses parciais (fixas, móveis ou adesivas).

**ATENÇÃO**

Independentemente do tamanho da peça a ser confeccionada, a técnica de fundição segue os mesmos princípios.

de uma reconstrução dental feita em um material fácil de trabalhar (cera) para um material definitivo (metal ou **cerâmica**).

A **técnica de fundição** pode ser executada pelo odontólogo, mas normalmente é executada em laboratórios dentários, fora do consultório odontológico. Entretanto, é de extrema importância que o profissional, mesmo não participando diretamente no processo de execução da fundição, tenha uma visão geral deste, para que consiga se comunicar adequadamente com o técnico de laboratório, avaliar o trabalho e detectar eventuais falhas.

## O PROCESSO DE FUNDIÇÃO

O processo de fundição é feito por meio de uma técnica chamada "cera perdida", que consiste em um procedimento preciso. Porém, qualquer descuido em uma das etapas pode levar à distorção da peça final. Essa técnica pode ser utilizada tanto para a confecção de restaurações metálicas quanto cerâmicas, mas neste capítulo serão abordados apenas tópicos relativos aos materiais metálicos. As restaurações cerâmicas serão discutidas no Capítulo 9 desta obra.

**TÉCNICA** Sequência de procedimentos da técnica de "cera perdida":

1. confecção do padrão de cera (restauração em cera realizada sobre o troquel do modelo de trabalho);
2. inclusão do padrão de cera no revestimento;
3. eliminação da cera e expansão térmica do revestimento;
4. injeção da liga metálica fundida;
5. desinclusão e decapagem da peça metálica;
6. acabamento e polimento.

## CONFECÇÃO DO PADRÃO DE CERA

**ATENÇÃO**

O tempo entre a remoção da cera do troquel e sua inclusão deve ser o menor possível, pois a cera pode se alterar por diferenças de temperatura ou mesmo pelo tempo decorrido.

O padrão de cera é o modelo final da restauração dentária, ou seja, a estrutura metálica obtida no final do processo terá exatamente a mesma forma desse padrão (Fig. 8.1). A cera é o material de escolha porque é fácil de ser manipulada, apresenta baixo custo e é versátil, permitindo uma fácil correção de erros (Fig. 8.2). Entretanto, esse material apresenta como desvantagem a facilidade de distorção, em virtude das suas propriedades de escoamento, liberação de estresse e coeficiente de expansão térmica.

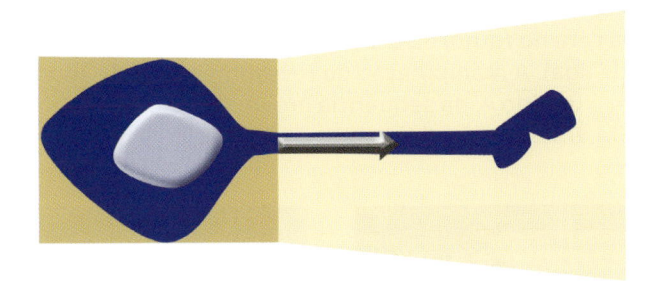

*Figura 8.1 – Ilustração da técnica da "cera perdida", em que uma liga fundida é injetada em um anel com um espaço anteriormente preenchido pelo padrão de cera.*

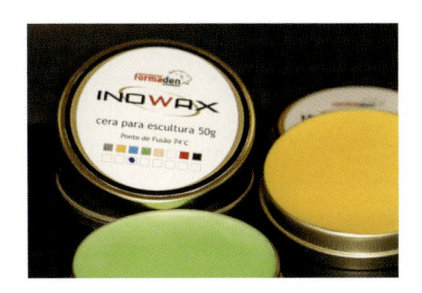

*Figura 8.2 – Ceras utilizadas para a confecção do padrão de cera.*

## INCLUSÃO DO PADRÃO DE CERA NO REVESTIMENTO

Com o padrão finalizado (Fig. 8.3), mas ainda no modelo, acrescenta-se a ele um pino conhecido como conduto de alimentação, que será o canal pelo qual a liga passará para preencher o espaço formado pelo desenho do padrão de cera, após a queima deste. Concluída essa etapa, o padrão e o pino são incluídos em um revestimento, um tipo de gesso especial resistente a altas temperaturas.

O pino que produz o conduto de alimentação ou *sprue* pode ser metálico, plástico ou de cera. Se for metálico, deverá ser removido após a presa do revestimento. Nos outros casos, deve ser queimado juntamente com o padrão de cera. A decisão de colocar um ou mais pinos depende do tipo de restauração, do tipo de metal e da experiência do técnico. Seleciona-se a parte mais volumosa do padrão de cera para a inserção do pino, para que não ocorra uma deformação significativa. Além disso, a angulação do *sprue* deve ser de 45°, para que ocorra um escoamento correto e a cavidade seja preenchida completamente (Fig. 8.4).

O diâmetro do pino deve ser compatível com o padrão de cera, e seu tamanho deve ser compatível com o anel que envolverá o padrão e o pino. Se o pino for muito longo, o padrão ficará muito próximo da borda do revestimento. Nesse caso, pode ocorrer fratura do revestimento durante a injeção da liga, ou esta pode não chegar ao padrão e se solidificar antes. Contudo, se o pino for muito curto, a distância do padrão para a superfície externa do revestimento será muito grande. Com isso, o gás liberado na fusão da cera não sairá totalmente do revestimento e consequentemente a injeção da liga não será perfeita, uma vez que o preenchimento é incompleto.

Após a escolha do pino, selecionam-se o anel e a base, que podem ser metálicos, de silicone ou de borracha. A seguir, procede-se à fixação do pino no padrão de cera e à fixação desse conjunto na base, de forma centralizada, deixando 6 mm de distância entre o padrão e a porção superior do anel (Fig. 8.5).

Antes do vazamento do revestimento, faz-se aplicação de umectante na superfície do padrão para evitar a formação de bolhas de ar, pois há um melhor contato da superfície hidrofóbica do padrão de cera com o revestimento que é hidrofílico (Fig. 8.6). O revestimento é um material

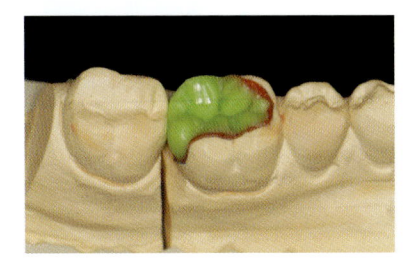

*Figura 8.3 – Enceramento sobre um modelo (padrão de cera de um* onlay*).*

### LEMBRETE

A câmara de compensação presente nos pinos (porção mais volumosa do pino, em forma esférica, próxima do padrão de cera) é utilizada para evitar porosidade na fundição e evitar o turbilhonamento.

### SAIBA MAIS

Existem três tipos de revestimento. O aglutinado por gesso é aquecido com temperatura mais baixa (menor que 700°C) e geralmente utilizado com ligas de ouro com temperatura de fusão entre 650 a 700°C. Já o aglutinado por fosfato é mais utilizado e suporta altas temperaturas (750 a 900°C), sendo empregado na confecção de peças com metais básicos e liga de NiCr. O revestimento aglutinado por silicato de etila é aquecido em altas temperaturas e utilizado para ligas com alto ponto de fusão (p. ex., CoCr), mas apresenta a desvantagem de ser mais caro.

semelhante ao gesso que pode suportar altas temperaturas (como a queima da cera no forno) e ser submetido a grandes tensões (como a inclusão da liga). A manipulação do revestimento se dá após a mistura do pó com o líquido e, na sequência preenche-se o anel e aguarda-se a presa (Fig. 8.7).

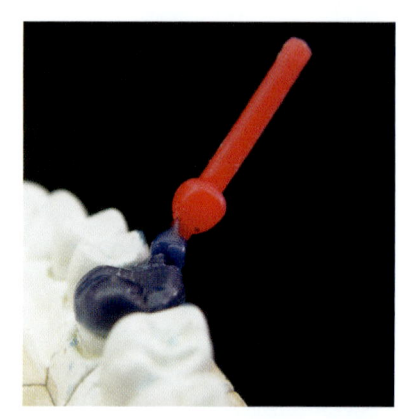

*Figura 8.4 – Conduto de alimentação (sprue) acoplado ao padrão de cera.*

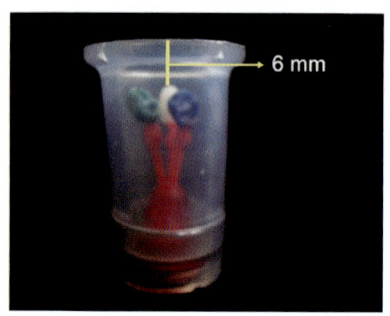

*Figura 8.5 – Conjunto pino/padrão de cera fixado na base do anel de forma centralizada, deixando 6 mm de distância entre o padrão e a porção superior do anel.*

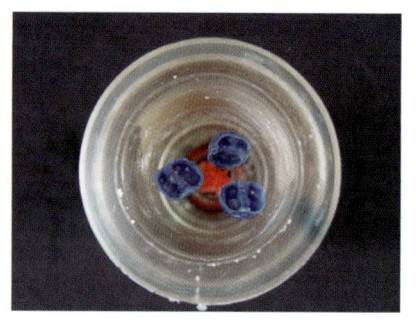

*Figura 8.6 – Vista dos padrões no interior do anel após a aplicação do umectante (antibolhas) e antes da inclusão do revestimento.*

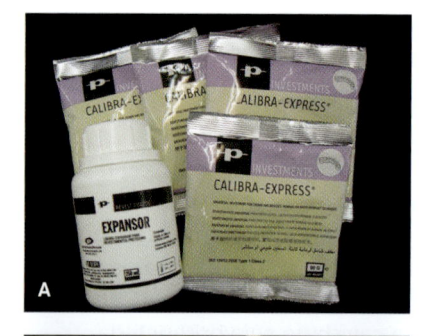

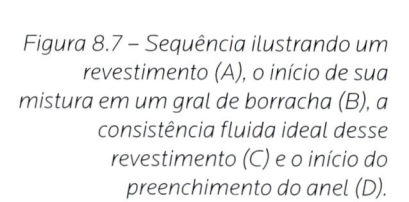

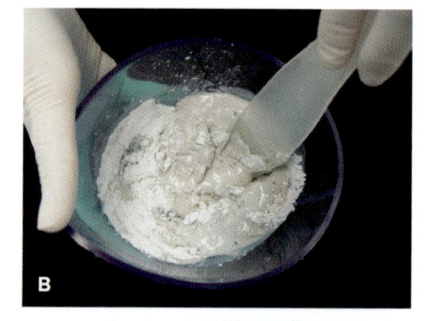

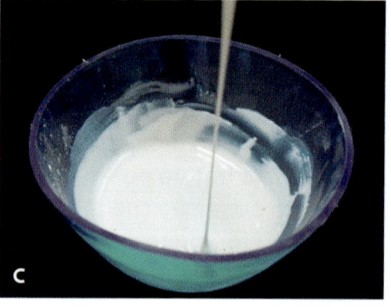

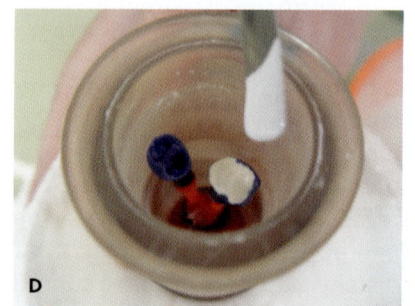

*Figura 8.7 – Sequência ilustrando um revestimento (A), o início de sua mistura em um gral de borracha (B), a consistência fluida ideal desse revestimento (C) e o início do preenchimento do anel (D).*

## ELIMINAÇÃO DA CERA E EXPANSÃO TÉRMICA DO REVESTIMENTO

Após a presa, o revestimento é levado para um forno de fundição. Caso o pino utilizado seja metálico, nesse momento, realiza-se sua remoção, assim como da base e dos anéis, com exceção do anel metálico, que permanece envolvendo o revestimento. No forno a cera volatiliza, saindo pelos poros do revestimento e pelo conduto de alimentação. O revestimento expande para compensar a contração que ocorrerá com a liga durante o seu resfriamento após a fundição.

A saída da cera proporciona um espaço interno no revestimento por onde o metal irá fluir (Fig. 8.8). Essa queima também irá fornecer compatibilidade de temperatura entre o metal quente derretido e o revestimento. Sendo assim, logo que o revestimento for removido do forno, deverá ser posicionado na máquina de fundição, pois se houver resfriamento sua estrutura irá rachar.

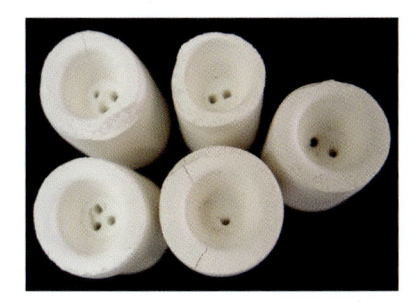

*Figura 8.8 – Revestimentos solidificados mostrando os espaços pelos quais o metal irá fluir.*

## INJEÇÃO DA LIGA FUNDIDA

O metal a ser injetado no interior do revestimento deve estar líquido, e para isso o metal é aquecido com auxílio de um maçarico ou de eletricidade (Figs. 8.9 a 8.11). O uso de eletricidade apresenta menor chance de contaminação da liga, pois a temperatura é controlada. Além disso, é o procedimento mais seguro, uma vez que o gás não fica em contato direto com a liga. Entretanto, é também mais caro.

O maçarico é usado manualmente e pode ser do tipo gás-ar ou gás-oxigênio. Os gases utilizados são hidrogênio, natural, acetileno ou propano, este último mais comum. A chama do maçarico é colocada sobre a liga com sua porção azul, que é mais eficiente no processo de queima, em razão da maior quantidade de calor. Deve-se tomar cuidado para que a liga não oxide, pois assim suas propriedades serão reduzidas. Entretanto, mesmo com cuidados, a chama pode se movimentar, ocasionando formação de óxidos que podem alterar a qualidade final da fundição. Para evitar esse fenômeno, pode-se adicionar fundente, uma substância utilizada para assegurar que o metal derreta sem a formação excessiva de óxidos. Após a fusão da liga, transfere-se o anel para a máquina e injeta-se a liga durante aproximadamente 1 minuto (Figs. 8.12 e 8.13).

**SAIBA MAIS**

A máquina de fundição pode ser do tipo centrífuga (elétrica ou ação de mola - manual), pressão do ar e a vácuo, dependendo da maneira como a liga é injetada para dentro do revestimento.

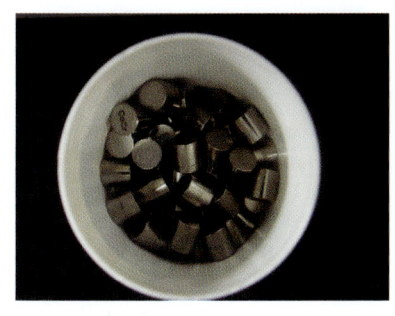

*Figura 8.9 – Liga metálica a ser fundida (neste caso, de cromo-cobalto).*

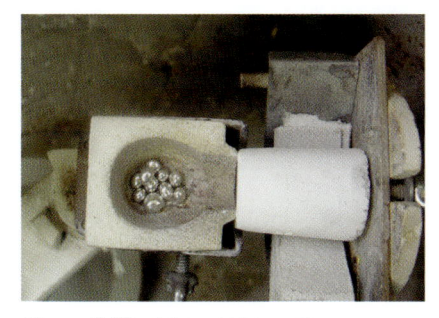

*Figura 8.10 – Liga posicionada num dispositivo refratário (cadinho) acoplado no cilindro de revestimento.*

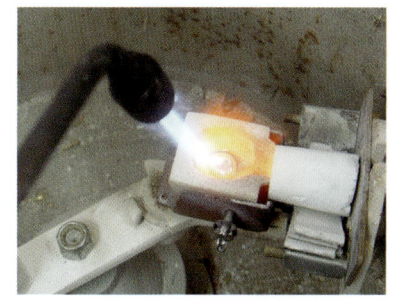

*Figura 8.11 – Maçarico usado para fundir a liga metálica, que pode ser do tipo gás-ar ou gás-oxigênio.*

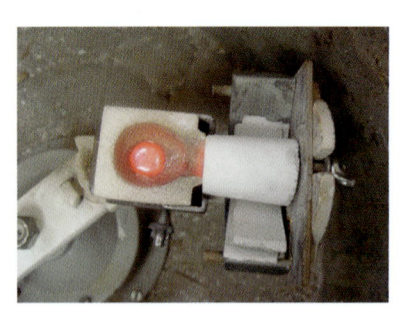

*Figura 8.12 – Aspecto da liga fundida imediatamente antes da sua injeção para o cilindro de revestimento.*

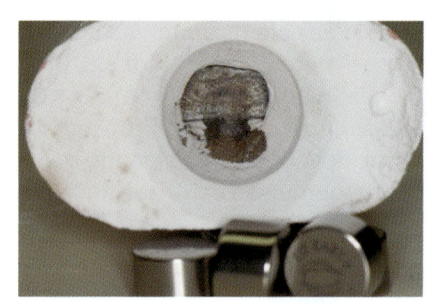

*Figura 8.13 – Liga injetada no corpo do revestimento após resfriamento.*

## DESINCLUSÃO E DECAPAGEM DA PEÇA METÁLICA

Após a fundição, o revestimento é colocado dentro da água em temperatura ambiente, ocasionando um choque térmico para fraturá-lo e facilitar a remoção da peça fundida (desinclusão) (Fig. 8.14).

Para a limpeza da peça fundida, podem-se usar duas técnicas:

**DECAPAGEM:** Consiste na imersão em solução ácida (ácido sulfúrico fervente) por 5 a 10 segundos (p. ex., ligas com alto teor de ouro).

**LIMPEZA:** Quando não é feita a decapagem, faz-se uma limpeza com óxido de alumínio ou areia (p. ex., ligas básicas).

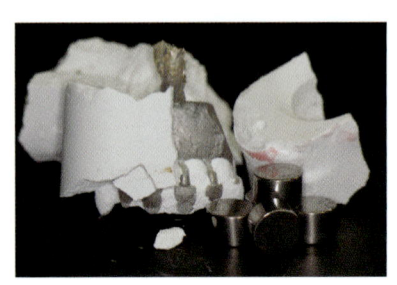

*Figura 8.14 – Processo de desinclusão. Um choque térmico facilita a remoção da peça fundida.*

## ACABAMENTO E POLIMENTO

Após a limpeza da peça, executam-se o acabamento e o polimento. Primeiramente, remove-se o pino da restauração com um disco de carborundum. Depois, é feito o recontorno da restauração com uma broca multilaminada, buscando sua forma original. A seguir, realiza-se o polimento para a obtenção de brilho e lisura superficial (Figs. 8.15 a 8.17).

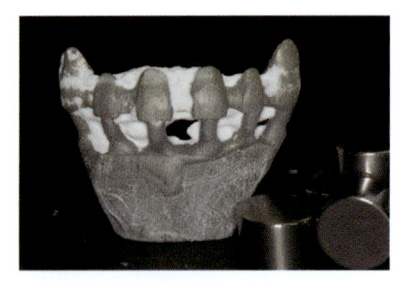

*Figura 8.15 – Peça fundida ainda no processo de limpeza, o qual pode ser feito também por decapagem.*

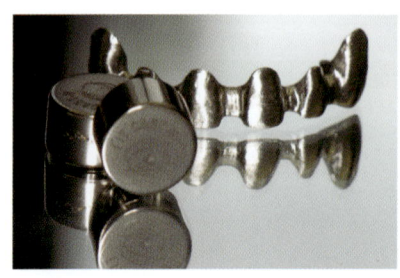

*Figura 8.16 – Peça após o acabamento e o polimento.*

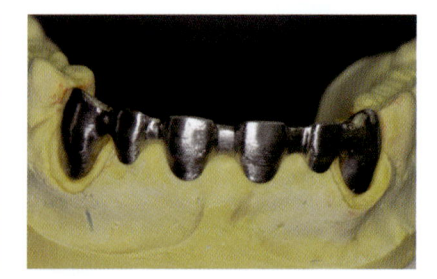

*Figura 8.17 – Estrutura metálica fundida finalizada (prótese fixa anterior) sobre modelo de trabalho.*

# Cerâmicas odontológicas

*PEDRO ALEXANDRE*
*MARCELO CARVALHO CHAIN*

As cerâmicas, também conhecidas como porcelanas, são materiais muito utilizados na prática odontológica. Essa classe de materiais é considerada excelente como material definitivo restaurador em razão de suas desejáveis propriedades funcionais e estéticas. Por ser usada com sucesso há muitos anos, a cerâmica designada para odontologia sofreu muitas alterações e evoluiu muito, gerando diferentes tipos e ampliando muito suas indicações. Um dos exemplos dessa evolução são as restaurações popularmente conhecidas como *metal-free*, que dispensam o uso de uma estrutura de metal por serem muito resistentes. Neste capítulo abordaremos esse material e suas principais variações, assim como suas indicações, vantagens e desvantagens.

**OBJETIVOS DE APRENDIZAGEM**

- Conhecer o histórico, as vantagens e as desvantagens do uso de cerâmicas odontológicas
- Compreender a composição das diferentes cerâmicas odontológicas
- Conhecer as diferentes classificações das cerâmicas usadas em odontologia

**Cerâmicas**

Do grego *keramiké*, são materiais não metálicos, inorgânicos, contendo principalmente compostos de oxigênio, com um ou mais elementos metálicos (Al, Ca, Li, Mg, K, Na, Sn, Ti e Zr) e não metálicos (Si, B, F, O).

## HISTÓRICO

Em 1789 foi registrada a patente do primeiro dente de porcelana, resultado da associação de um dentista francês chamado De Chemant e um farmacêutico, Duchateau. Esse dente era uma melhoria dos "dentes de pasta mineral" produzidos por Duchateau alguns anos antes. Logo após, De Chemant levou essa tecnologia para a Inglaterra e, em 1903, o Dr. Charles Lanal introduziu as primeiras próteses unitárias de porcelana na odontologia.[1]

Já no século XX, importantes inovações permitiram um grande desenvolvimento dos dentes de porcelana. Em 1962, a formulação da porcelana feldspática foi finalmente descrita, permitindo um controle

**SAIBA MAIS**

O termo "porcelana" refere-se à família dos materiais cerâmicos compostos essencialmente por caolim, quartzo e feldspato, também queimados em altas temperaturas. Pode-se dizer que toda porcelana é uma cerâmica, mas o contrário nem sempre é verdadeiro. O termo "cerâmica" parece ser o mais adequado para descrever os materiais usados atualmente em odontologia, em virtude de suas diferentes composições.

maior da temperatura de sinterização e do coeficiente de expansão térmica. A primeira porcelana feldspática disponível comercialmente foi desenvolvida pela Vita Zahnfabrik em 1963, e já em 1965 ocorreu um significativo avanço com relação à resistência à fratura das próteses unitárias, quando alumina foi introduzida na composição, na forma de uma matriz vítrea com aproximadamente 40 a 50% em peso de óxido de alumínio ($Al_2O_3$). Nessa mesma época, foram também descritos os componentes que poderiam ser usados para produzir ligas metálicas que se unissem quimicamente e fossem termicamente compatíveis com as porcelanas feldspáticas. O detalhamento desse material a ser utilizado para produzir as próteses chamadas metalocerâmicas foi um dos grandes responsáveis por seu desempenho clínico e estético ao longo dos anos.[1]

A constante evolução e busca por novos materiais, bem como a inserção de novos materiais de reforço da composição das porcelanas, permitiu a substituição da estrutura metálica por estruturas de cerâmica, que culminaram no desenvolvimento das próteses livres de metal ou *metal-free*.

# VANTAGENS E DESVANTAGENS DAS CERÂMICAS

As vantagens e desvantagens das cerâmicas usadas atualmente em odontolologia são apresentadas no Quadro 9.1.

**QUADRO 9.1** – Vantagens e desvantagens das cerâmicas

| Vantagens | Desvantagens |
|---|---|
| • Estética e longevidade<br>• Baixa condutividade térmica e elétrica<br>• Alta resistência ao desgaste e à compressão<br>• Radiopacidade semelhante à do dente natural<br>• Biocompatibilidade<br>• Quimicamente inerte<br>• Lisura superficial<br>• Não reage com a maioria dos líquidos, gases, substâncias ácidas e alcalinas | • Friabilidade<br>• Potencial de desgaste do dente antagonista<br>• O custo é uma desvantagem relativa em razão da estabilidade no meio bucal e da durabilidade<br>• Técnica de difícil execução tanto para a produção de uma peça protética similar ao dente humano por parte do técnico em prótese quanto por parte do cirurgião-dentista no preparo do elemento dental. No processo de fabricação da prótese, podem ocorrer inúmeras falhas. |

# COMPOSIÇÃO

A composição de uma cerâmica odontológica pode variar muito de acordo com seus diferentes tipos, mas uma cerâmica feldspática ou convencional tem basicamente a seguinte composição:

- feldspato – 75 a 85%;
- sílica ou quartzo – 12 a 22%;
- caolim – 3 a 5%;
- pigmentos (Quadro 9.2);
- corantes.

Os vários componentes das cerâmicas combinados resultam em duas fases principais: a fase vítrea ou matriz de vidro e a fase cristalina ou mineral. A fase vítrea é formada durante o processo de cocção e possui propriedades típicas de um vidro, como friabilidade, padrão de fratura não direcional e alta tensão superficial no estado fluido. A fase cristalina inclui sílica ou quartzo e alguns óxidos metálicos. A evolução das cerâmicas se deu por modificações nesta fase, visando a um aumento da tenacidade. Essa variação na composição se dá principalmente pelo maior conteúdo de cristais de leucita ($K_2.Al_2O_3.4SiO_2$), cristais de dissilicato de lítio ($Li_2O.2SiO_2$), alumina ($Al_2O_3$), spinel de magnésio-alumina ($MgO.Al_2O_3$) e zircônia ($ZrO_2$).

QUADRO 9.2 – **Óxidos metálicos e suas respectivas matizes**

| Pigmentos | Matizes |
| --- | --- |
| Óxido de titânio | Amarelo-marrons |
| Óxido de manganês | Cor de alfazema |
| Óxido de cobalto | Azul |
| Óxido de cobre ou de cromo | Verde |
| Óxido de níquel | Marrom |
| Óxido de cério | Fluorescência |
| Óxidos de titânio, estanho e zircônio | Opacificadores |

# CLASSIFICAÇÃO

As cerâmicas odontológicas podem ser classificadas de diversas formas, em razão da enorme variedade de sistemas cerâmicos disponíveis. A seguir, serão apresentadas algumas dessas classificações e posteriormente os tipos de cerâmicas disponíveis.

## DE ACORDO COM A TEMPERATURA DE FUSÃO

Durante muitos anos, esse tipo de classificação foi utilizada principalmente para as cerâmicas compostas basicamente de quartzo, feldspato e caolim. As temperaturas de fusão são ditadas basicamente pela quantidade relativa de cada componente. Atualmente essa classificação não contempla todos os tipos de cerâmicas existentes, mas é interessante pelo fato de que diversos tipos de próteses cerâmicas são produzidos por queimas sucessivas de camadas, o que exige pontos de fusão diferentes para que as camadas inferiores não sejam influenciadas e modificadas durante o processo de cocção. Desse modo, elas podem ser classificadas em porcelanas de alta fusão (1.315 a 1.370°C); média fusão (1.090 a 1.260°C); baixa fusão (860 a 965°C) e ultrabaixa fusão (650 a 859°C).

## DE ACORDO COM OS CONSTITUINTES DA FASE CRISTALINA

Como visto anteriormente, uma das formas de reforço estrutural das cerâmicas odontológicas ocorre pela dispersão da fase cristalina. Portanto, elas podem ser classificadas de acordo com os constituintes dessa fase (Fig. 9.1).

**FELDSPÁTICA:** Essas cerâmicas são compostas basicamente de feldspato de potássio ($K_2O.Al_2O_3.6SiO_2$) e quartzo. Esses componentes são misturados e aquecidos a 1.200°C, temperatura na qual o feldspato se decompõe para formar uma fase vítrea amorfa e uma fase cristalina (mineral), consistindo de leucita ($KAlSi_2O_6$ ou $K_2O.Al_2O_3.4SiO_2$). Essa mistura é então resfriada rapidamente e fragmentada para a obtenção das partículas. Os pigmentos são adicionados nesse estágio. Forma-se um pó que é aplicado sobre a estrutura desejada, no formato do dente que se deseja construir, e levado ao forno para sinterização.

**PORCELANA FELDSPÁTICA REFORÇADA POR LEUCITA:** Contém cerca de 45% em volume de leucita tetragonal. É utilizada em restaurações de cerâmica pura sinterizada, como cerâmica de estratificação ou cobertura, da mesma forma que a porcelana feldspática convencional. A leucita funciona como uma base de reforço, pois o maior conteúdo de leucita em relação às feldspáticas convencionais resulta em maior resistência flexural.[2]

**ALUMINIZADA:** Em razão da alta resistência à fratura e do alto módulo de elasticidade (cerca de 350 Gpa), a dispersão de alumina em uma matriz vítrea resulta em um aumento significativo da resistência flexural, que fica em torno de 140 MPa.[1,2]

**ALTO TEOR DE ALUMINA INFILTRADA POR VIDRO ($Al_2O_3$):** A representante desse tipo de cerâmica é a VITA In-Ceram Classic Alumina, que é composta por óxido de alumínio sinterizado e infiltrado com vidro, combinando estética e resistência. O conteúdo de alumina é da ordem de 90%, o *coping* poroso de alumina é infiltrado por um vidro de lantânio, produzindo um material com resistência flexural da ordem de 500 MPa, o que torna o material passível de ser indicado para produzir subestruturas de coroas e até pontes anteriores de três elementos, uma vez que o produto tolera alta tensão funcional.

**ESPINÉLIO INFILTRADA POR VIDRO ($MgAl_2O_4$):** Trata-se de óxido de alumínio e magnésio sinterizado e infiltrado com vidro, o que produz um material altamente translúcido, especialmente indicado para dentes anteriores. Ele pode ser indicado em *inlays*, porém com atenção ao detalhe de que, em razão de sua composição, as cerâmicas à base de magnésio têm a menor resistência flexural dos sistemas infiltrados por vidro.

**ZIRCÔNIA INFILTRADA POR VIDRO ($Al_2O_3$-$ZrO_2$):** As cerâmicas com núcleo de zircônia são as mais resistentes utilizadas atualmente.

Elas contém zircônia tetragonal e alumina com resistência flexural da ordem de 600 MPa. Entretanto, esses materiais apresentam alta opacidade, o que, em certos casos, reduz a qualidade estética. A representante desse sistema é a VITA® In-Ceram Classic Zircônia, composta por óxido de alumínio e zircônia sinterizados e infiltrados por vidro.

**CERÂMICA VÍTREA, VITROCERÂMICA OU VIDRO CERAMIZADO:** São materiais cerâmicos submetidos a tratamentos térmicos específicos, a fim de induzir uma desvitrificação parcial. Nesse processo são formados núcleos cerâmicos reforçados por di-silicato de lítio ou leucita, proporcionando um material com alta resistência e ótima adaptação. A técnica de utilização é a da cera perdida, ou seja, executa-se um padrão de cera (construção do dente em cera para fundição) que é inserido em um anel com revestimento e queimado, para posterior injeção do vidro cerâmico liquefeito (fundido). Por usarem uma técnica de injeção, essas cerâmicas também são denominadas cerâmicas injetadas. Os principais representantes atuais desse tipo de cerâmica são os sistemas IPS Empress e Emax press® (Ivoclar-Vivadent).

**ALUMINA DENSAMENTE SINTERIZADA:** Esses materiais contêm 99,9% de alumina e estão entre os materiais cerâmicos com maior dureza entre as cerâmicas odontológicas. Em geral, são utilizados como cerâmica de infraestrutura em pontes fixas e *copings*, frequentemente em sistemas CAD/CAM, sobre os quais são aplicadas cerâmicas feldspáticas de cobertura. O mais conhecido representante desse sistema é o Procera®.

**ZIRCÔNIA PRÉ-SINTERIZADA E ESTABILIZADA POR ÍTRIO:** Da mesma forma que a alumina densamente sinterizada, esses materiais são usados geralmente em infraestruturas pelo sistema CAD-CAM, figurando entre os materiais mais resistentes dentre as cerâmicas.

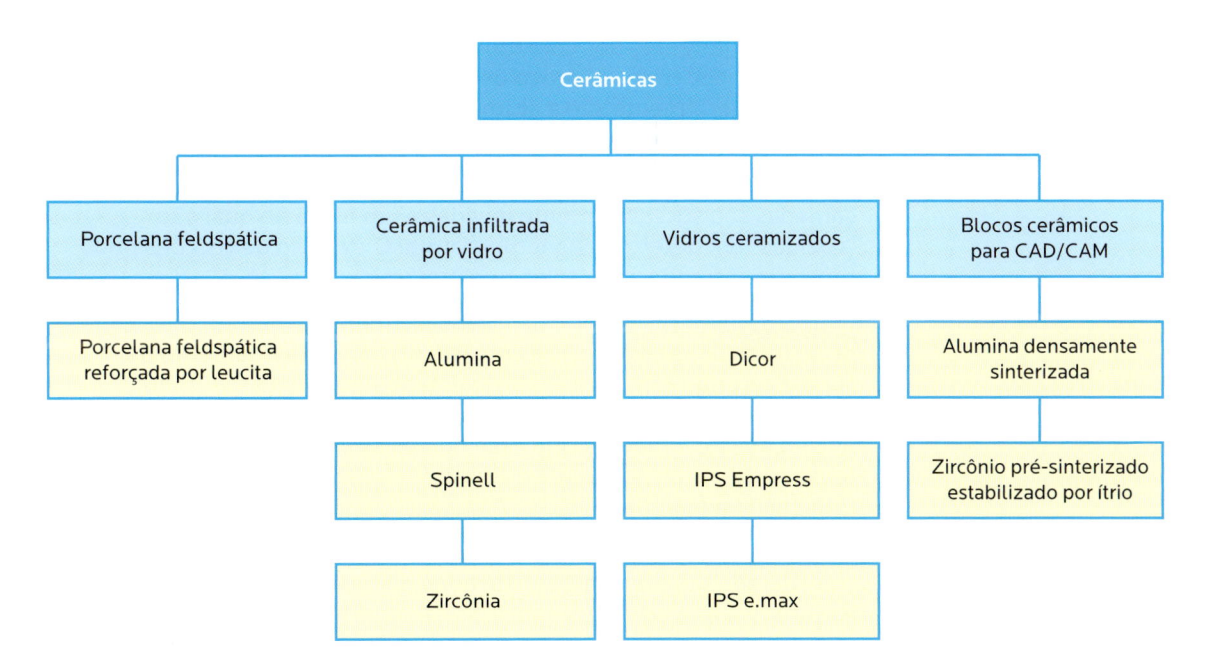

*Figura 9.1 – Esquema sumarizado representando a classificação das cerâmicas.*

## SISTEMAS METALOCERÂMICOS

As porcelanas associadas a metais, coroas e pontes fixas metalocerâmicas (Fig. 9.2) foram e são ainda utilizadas com muita eficiência na reabilitação de pacientes que perderam seus dentes. Elas possuem a capacidade de repor adequadamente a estética e a função, tendo sucesso clínico comprovado ao longo dos anos. Esse sucesso só foi possível a partir da utilização de cerâmicas capazes de aderir ao metal e compatível termicamente a ele. Os métodos pelos quais essa porcelana adere ao metal podem ser mediados por adesão química por meio dos óxidos formados na superfície do metal, mas também por imbricamento micromecânico e principalmente por tensões formadas durante a queima da porcelana.

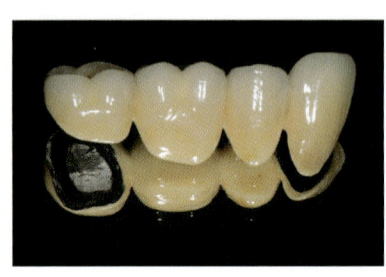

*Figura 9.2 – Prótese fixa metalocerâmica.*

> Não é tarefa fácil obter uma estética adequada com peças metalocerâmicas, pois isso exige técnicos de laboratório extremamente hábeis para opacificar o metal sem que a peça cerâmica perca vida e riqueza de detalhes que imitem a estrutura natural.

Essa desvantagem, aliada a uma crescente rejeição quanto ao uso de metal em boca, contribui para que as próteses metalocerâmicas pouco a pouco percam sua popularidade. Mesmo assim, ainda é muito grande o uso desses sistemas, graças à sua reputação de sucesso, principalmente quanto à longevidade.

## MÉTODOS DE REFORÇO DAS ESTRUTURAS CERÂMICAS

**DISPERSÃO DA FASE CRISTALINA:** Consiste na inserção de materiais diferentes dos constituintes básicos das porcelanas convencionais, com o objetivo de reforçar toda a estrutura. Esses materiais geralmente são a alumina ($Al_2O_3$) e a zircônia ($ZrO_3$).

**DIMINUIÇÃO DA QUANTIDADE DE COCÇÕES:** O processo de confecção das peças cerâmicas é feito em etapas, sendo que as camadas são sucessivamente levadas a um forno no qual são "cozidas" em determinada temperatura. O excesso de cocções pode provocar enfraquecimento da peça cerâmica.

**TÊMPERA TÉRMICA:** Este é provavelmente o método mais comum de se reforçar as cerâmicas e consiste no rápido resfriamento da superfície enquanto ainda está no estado fundido. Esse rápido resfriamento produz uma camada superficial rígida que circunda um núcleo macio. À medida que esse núcleo se solidifica, são criadas tensões de tração no núcleo e compressão da superfície externa, reforçando a estrutura.

**TROCA DE ÍONS:** Conhecido também como têmpera química, é considerado um dos mais sofisticados métodos de reforço da estrutura. Consiste na troca de íons da superfície por meio de banhos químicos nos quais os íons da superfície da peça trocam de lugar com os íons presentes na solução, resultando em tensões de contração nessa superfície.

**CORRETO DESENHO DA PRÓTESE CERÂMICA:** O principal responsável pelo correto *design* da peça é o cirurgião, que deve possibilitar espaço adequado para a prótese, bem como criar um preparo com as características ideais para cada tipo de cerâmica utilizada.

**MINIMIZAÇÃO DE ÁREAS QUE CONCENTRAM TENSÕES:** Desgastes, trincas e riscos na superfície das peças são áreas que podem criar tensões e levar à sua fratura. Portanto, o profissional deve evitar essas modificações, assim como executar um preparo protético adequado, arredondado e bem proporcionado em termos de espessura de cerâmica.

**AUMENTO DA TENACIDADE POR TRANSFORMAÇÃO DE FASE:** A zircônia pura é aquecida a uma temperatura entre 1.400 e 2.000°C e resfriada, processo no qual ela começa a se transformar de uma fase tetragonal para monocíclica. Para evitar essa transformação, são inseridos aditivos para estabilizar a estrutura, como o óxido de ítrio, que forma um material altamente tenaz.

# TÉCNICAS DE PRODUÇÃO DAS PEÇAS PROTÉTICAS

As técnicas de produção das peças protéticas de cerâmica foram aprimoradas ao longo dos anos, passando de uma forma altamente artesanal, na qual apenas técnicos experientes tinham a capacidade de produzir peças altamente estéticas, até os sistemas mais atuais, em que o computador passou a ter espaço na fabricação de peças mais resistentes e com ótima adaptação. Desse modo, pode-se agrupar didaticamente as cerâmicas de acordo com a técnica de confecção das peças protéticas, como é feito a seguir.

**CONDENSAÇÃO OU SINTERIZAÇÃO:** As porcelanas usadas para essa técnica em geral são as porcelanas de cobertura, ou seja, as feldspáticas convencionais e as reforçadas por leucita, assim como as aluminizadas ou reforçadas por alumina. Essa técnica envolve a construção gradual das restaurações cerâmicas, geralmente utilizada para a cobertura de estruturas metálicas e de estruturas cerâmicas de reforço, como os *copings* de alumina, zircônia, infiltrados por vidro e até mesmo os de cerâmica prensada. São exemplos desse tipo de porcelana os sistemas Noritake® E.max ceram®).

**INJEÇÃO OU PRENSAGEM POR CALOR:** Nessa técnica, o laboratorista recebe o modelo e produz um enceramento do dente a ser restaurado (padrão de cera). Esse enceramento é incluído em um revestimento e posteriormente queimado completamente. As pastilhas ou lingotes cerâmicos são fundidos e injetados sob pressão no molde deixado pela cera perdida no revestimento. Remove-se então a peça do revestimento (Fig. 9.3), que é acabada, polida e recoberta com uma porcelana fina de glazeamento. São exemplos desse tipo de cerâmica os sistemas IPS Empress e E.max press® (Ivoclar-Vivadent).

**FUNDIÇÃO:** A cerâmica de fundição Dicor é um vidro com aproximadamente 45% de mica tetrasílica com flúor, que está descontinuado devido ao avanço de outras tecnologias. Esse sistema

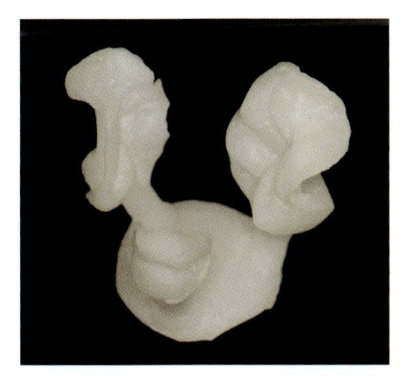

*Figura 9.3 – Cerâmicas vítreas injetadas.*

foi introduzido na década de 1980 e foi o primeiro a utilizar a técnica da cera perdida e fundição de pastilhas e lingotes, o qual resultava em certo grau de contração, mas com estética satisfatória e resistência flexural da ordem de 90 MPa. Apesar da baixa resistência flexural, o material apresentava bons resultados clínicos quando a espessura da peça era adequada.

**INFILTRAÇÃO:** Essa técnica de produção de peças cerâmicas reforçadas consiste na aplicação de uma massa de vidro sobre um *coping* de alumina. O nome In Ceram provém de infiltrado cerâmico, pois o vidro de lantânio infiltra-se no *coping* feito de cerâmica, reforçando-o substancialmente. São exemplos desse tipo de cerâmica os sistemas In ceram alumina, zircônia e spinell® (VITA-Zahnfabrik).

**TORNEAMENTO OU FRESAGEM:** Nessa técnica, o modelo de trabalho (ou mesmo o preparo diretamente em boca) é escaneado, sendo os dados inseridos em um programa de computador que processa as informações e permite a construção de uma peça protética digital. Com o desenho pronto, os dados são enviados a uma unidade fresadora, a qual produz a peça a partir de um bloco cerâmico de altíssima resistência mecânica. Esses sistemas muitas vezes são conhecidos como sistemas Computer Assisted Design – Computer Assisted Machined (CAD-CAM). Zircônia, zircônia Y-TZP, Procera, Cercon, Procera All Ceram, E.max CAD são alguns dos principais produtos disponíveis no mercado.

## INDICAÇÕES

As principais indicações das cerâmicas odontológicas são apresentadas na Tabela 9.1.

## COMPLEMENTANDO

### SISTEMA CERÂMICO IPS EMPRESS

Em 2005, foi lançado o sistema IPS E.max®, baseado em uma cerâmica de di-silicato de lítio de alta densidade. O sistema apresenta excelentes propriedades mecânicas e resistência flexural da ordem de 360 a 400 MPa, sem comprometer as características ópticas do material. Em 2006, esse sistema foi acrescido de mais dois componentes: o IPS E.max ZirCAD® (blocos de óxido de zircônia para sistema CAD/CAM) e o IPS E.max ZirPress® (lingotes de fluorapatita para injeção sobre zircônia).

O IPS E.max® é um sistema cerâmico que consiste em uma cerâmica vítrea (ou seja, uma vitrocerâmica) de di-silicato de lítio utilizada especialmente para restaurações unitárias e de um óxido de zircônia altamente resistente para as pontes de grande extensão. Esse sistema cobre todas as indicações de cerâmicas livres de metal, podendo ser indicado para laminados cerâmicos (facetas) e até para extensas reabilitações protéticas de até dez elementos. Os materiais que o compõem são altamente estéticos e resistentes e podem ser usados em restaurações por injeção, CAD/CAM e também pela técnica

*TABELA 9.1* – **Indicações das cerâmicas**

| Peça protética →<br>Tipo de cerâmica | Coroas metalocerâmicas | Inlays/ onlays e overlays | Coroas dentes anteriores | Coroas dentes posteriores | Pontes fixas de 3 elementos anteriores | Pontes fixas de 3 elementos posteriores | Pontes fixas de até 10 elementos |
|---|---|---|---|---|---|---|---|
| Porcelana feldspática convencional | +++ | + | - | - | - | - | - |
| Porcelana feldspática reforçada por leucita | +++ | ++ | - | - | - | - | - |
| Cerâmica aluminizada | - | | | | | | |
| Cerâmica aluminizada infiltrada por vidro (alumina) | - | - | ++ | +++ | +++ | + | - |
| Cerâmica aluminizada infiltrada por vidro (spinell) | - | - | +++ | + | + | - | - |
| Cerâmica aluminizada infiltrada por vidro (zircônia) | - | - | + | +++ | ++ | +++ | - |
| Vidros ceramizados | ++ | +++ | +++ | +++ | ++ | - | - |
| Blocos cerâmicos | - | +++ | ++ | +++ | ++ | +++ | +++ |

estratificada (a base é de vitrocerâmica, mas a cobertura é de porcelana feldspática). Além disso, as técnicas de confecção das próteses podem ser combinadas; por exemplo, uma cerâmica IPS E. max Ceram pode ser estratificada sobre uma subestrutura de IPS E.max ZirCAD. A técnica de confecção de uma peça de *onlay* plaquiada é mostrada nas Figs. 9.4 a 9.9.

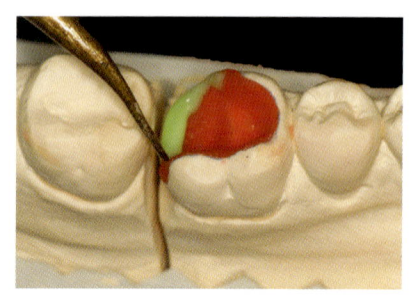

*Figura 9.4 – Base em resina acrílica para a construção do padrão de cera (enceramento).*

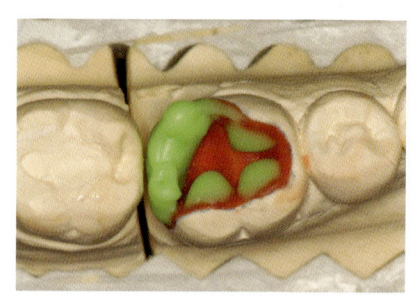

*Figura 9.5 – Iniciando a diferenciação das cúspides.*

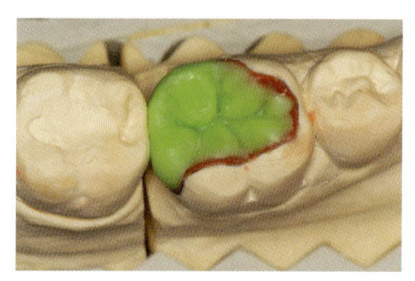

*Figura 9.6 – Escultura do padrão de cera em fase final, ajuste dos contatos.*

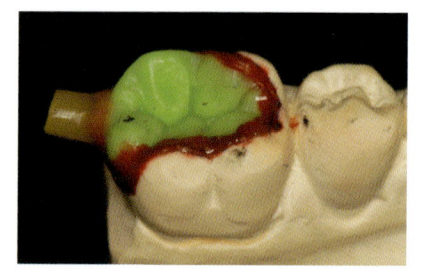

*Figura 9.7 – Inserção do conduto de alimentação (Sprue).*

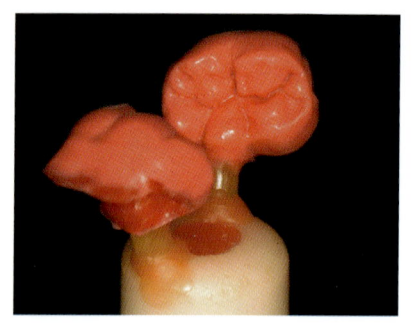

*Figura 9.8 – Padrão de cera pronto para inserção no revestimento.*

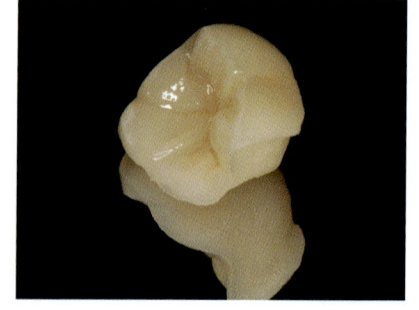

*Figura 9.9 – Peça final após maquiagem.*

## *SISTEMA CERÂMICO IN CERAM VITA-ZAHFABRIK*

### VITA IN CERAM ALUMINA - ($Al_2O_3$):
Síntese de estética e resistência, pode ser usada para coroas anteriores e próteses fixas livres de metal de até três elementos na região anterior. O tamanho das partículas varia entre 0,5 e 3,5 µm, e a contração de sinterização é

de 0,3%, o que permite ótima adaptação marginal. O elevado conteúdo de alumina confere um aspecto branco-opaco à infraestrutura, que neste momento tem baixa resistência (cerca de 18 Mpa). Nesse sistema, o *coping* de óxido de alumínio poroso, com espessura de 0,5 a 1,0 mm, é depois infiltrado por um vidro, diminuindo a porosidade e elevando a resistência flexural para aproximadamente 400 MPa. Existem cores de vidro para infiltrar o casquete de óxido de alumínio (Al1, Al2, Al3 e Al4). Sobre o *coping* infiltrado com vidro, uma cerâmica feldspática convencional (Vitadur Alfa) é aplicada para reproduzir a forma final da restauração e conferir maior estética (Fig. 9.10).

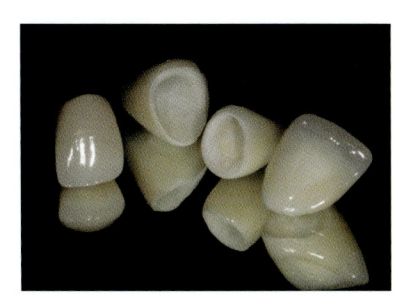

*Figura 9.10 – Coroas de dentes anteriores em In Ceram Alumina.*

**VITA IN CERAM SPINELL ($MgAl_2O_4$):** Possui a translucidez mais elevada de todas as cerâmicas de óxidos, em razão de seu índice de refração da fase cristalina se aproximar do vidro, sendo ideal para regiões em que a exigência estética é maior. É um óxido misto de magnésio e alumínio ($MgAl_2O_4$) que precisa ser sinterizado em ambiente a vácuo. Também existem quatro cores de vidro para infiltrá-la (S1, S2, S3, S4). As propriedades estéticas desse sistema são superiores às dos demais, porém há diminuição de cerca de 30% nas propriedades físicas. A resistência flexural é de aproximadamente 150 a 250 MPa.

**VITA IN CERAM ZIRCÔNIA ($Al_2O_3$-$ZRO_2$):** É a mais opaca das cerâmicas de óxidos, com maior poder de mascarar fundos escuros, indicada para dentes com grandes alterações de cores. Esse material combina a alta resistência à fratura da zircônia com a elevada resistência flexural da alumina, sendo, portanto, indicada para coroas e pontes de três elementos anteriores e posteriores (Fig. 9.11).

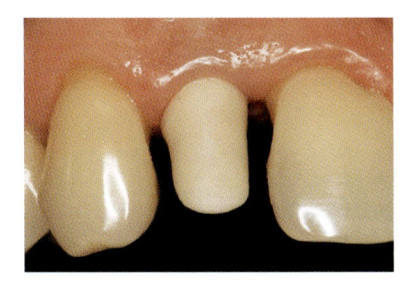

*Figura 9.11 – Coping em In Ceram Zircônia (VITA-ZAHFABRIK).*

**PORCELANA NORITAKI:** A empresa está no mercado de cerâmicas desde 1904 e é especialista em porcelana feldspática para cobertura de estruturas, sejam elas metálicas, de alumina, zircônia ou até titânio. Um dos exemplos de porcelana da fábrica Noritake é a Cerabien, que foi desenvolvida exclusivamente para aplicação sobre casquetes de alumina, espinélio e zircônia infiltrados por vidro (In Ceram VITA), além de alumina densamente sinterizada (Procera-Nobel Biocare). Possui coeficiente de expansão térmica de 6,8 x 10 e excelente adesão às estruturas em alumina. A porcelana Ex-3 é uma porcelana feldspática convencional para aplicação sobre estruturas metálicas. O sistema de porcelanas Noritake conta ainda com cerâmica para fusão com titânio puro (Super Porcelain Ti-22), desenvolvida especificamente para ter excelente adesão a esse material.

# APROFUNDANDO

## SISTEMAS COMPUTADORIZADOS

Como visto anteriormente, já há algum tempo é possível fabricar peças protéticas por meio do sistema CAD/CAM. Um dos exemplos de equipamentos disponível para esse fim é o sistema CEREC. Cerec é um sistema restaurador indireto totalmente informatizado, ou seja, proporciona a construção de restaurações indiretas, sejam elas *inlays*, *onlays, overlays*, estruturas para coroas e pontes fixas, provisórios, a partir do bloco do material de escolha e de um prévio escaneamento do preparo diretamente em boca.

Ele é composto por uma unidade de escaneamento chamada de CEREC Aquisition Unit, que consiste em uma câmera 3D acoplada a uma unidade de processamento de imagens. Ela fotografa os preparos realizados no dente do paciente diretamente na boca ou em um modelo articulado. Da mesma forma, o antagonista é fotografado, e as imagens são processadas em computador de alto desempenho, possibilitando ao próprio dentista ou ao técnico em prótese executar o trabalho de construção da restauração. O programa permite que a anatomia oclusal seja trabalhada e que os contatos sejam previamente analisados, inclusive em sua intensidade, permitindo ainda a seleção do melhor bloco disponível para a produção da peça.

Terminado o desenho da peça no computador, é escolhido o bloco de cerâmica ou mesmo de cerômero (no caso de provisórios) para a confecção das peças protéticas em duas unidades fresadoras disponíveis: a CEREC MC XL, geralmente usada em laboratórios de prótese, ou a CEREC 3 Milling Unit, mais compacta, usada em consultórios odontológicos.

## SISTEMA PROCERA

O sistema Procera® AllCeram surgiu em 1994 utilizando um material com alumina densamente sinterizada, formado por mais de 99,5% de alumina. É um sistema cerâmico que utiliza a tecnologia CAD/CAM para a produção de *copings* e estruturas de próteses fixas, laminados cerâmicos e pilares personalizados em alumina, zircônia ou titânio. Baseia-se no escaneamento tridimensional do modelo de trabalho ou padrão de cera. Após o escaneamento e a leitura das coordenadas, os dados são enviados ao centro de produção Procera® para a manufatura. Essas infraestruturas retornam para o laboratório de origem, onde a cerâmica de recobrimento é finalmente aplicada, e o trabalho é finalizado. Esses trabalhos são altamente precisos e estéticos, além de resistentes. A resistência flexural biaxial é de aproximadamente 700 MPa.

## CONSIDERAÇÕES FINAIS

**LEMBRETE**

As cerâmicas *metal-free* são atualmente as melhores opções para substituição de dentes, tendo em vista suas capacidades de mimetização de estrutura dentária e durabilidade.

O universo das cerâmicas odontológicas é imenso e interessante, de maneira que um capítulo de livro é pouco para descrição de todos os materiais e técnicas disponíveis atualmente. Entretanto, com a base dada neste livro, é possível conhecer esse fantástico material restaurador e selecionar de forma eficiente os materiais para cada situação clínica específica.

# 10

# Materiais para higiene e prevenção e agentes clareadores

BETSY KILIAN MARTINS LUIZ
CARLA MIRANDA
MARCELO CARVALHO CHAIN
HERMES PRETEL

## MATERIAIS PARA HIGIENE E PREVENÇÃO

É bastante conhecido e igualmente importante o lema "saúde começa pela boca". Cada vez mais se evidencia a associação de uma pobre higiene oral com doenças coronarianas, partos prematuros e diversos tipos de artroses, pois a placa bacteriana contém agentes nocivos que geram processos infecciosos bucais que podem se disseminar para o resto do corpo. Cabe ao odontólogo o papel relevante de auxiliar o paciente a manter sua saúde bucal, evitando o surgimento de doenças. O profissional da área odontológica tem a obrigação de conhecer os principais produtos disponíveis no mercado, suas formulações e mecanismos de ação, para que, de maneira personalizada, possa orientar o paciente efetivamente. Esses diferentes produtos alteram-se com certa frequência, dada à intensa pesquisa na área, o que torna ainda mais difícil esgotar o tema. Neste capítulo, serão abordados os materiais que são utilizados por odontólogos e pacientes com o objetivo de prevenção, que essencialmente auxiliam na remoção da placa bacteriana e, consequentemente, impedem que certas doenças ou agravos instalem-se e prejudiquem a manutenção da saúde bucal.

**OBJETIVOS DE APRENDIZAGEM**

- Conhecer os diferentes produtos usados na higiene oral e suas características
- Compreender os aspectos etiológicos e históricos e o mecanismo de ação do clareamento dental
- Conhecer as diferentes técnicas clareadoras usadas em odontologia

**Placa bacteriana ou biofilme**

Consiste no acúmulo de microrganismos e detritos sobre a superfície dos dentes, constituindo o fator determinante para o estabelecimento da cárie e da doença periodontal.

**ATENÇÃO**

O acúmulo de microrganismos é mais intenso nos locais em que a higiene bucal não é realizada de forma adequada.

## ESCOVA DENTAL

As escovas dentais são instrumentos que promovem a remoção mecânica da placa bacteriana e idealmente devem possuir textura macia e cerdas de náilon com extremidades arredondadas para não traumatizar a gengiva. A sua porção ativa deve ter tamanho compatível com o tamanho da boca, para alcançar todas as superfícies dos dentes, e o cabo deve permitir segurá-la com firmeza (Fig. 10.1). A substituição das escovas deve ser feita assim que as cerdas perderem a flexibilidade e o alinhamento, pois seu poder de limpeza é reduzido nesses casos.

A seguir, são descritos os diferentes tipos de escova:

**DEDEIRA:** Escova de silicone que se adapta ao dedo da mãe e é usada em bebês antes mesmo da erupção dental. Massageia a gengiva e escova dentes anteriores (quando houver).

**INTERPROXIMAL:** Possui uma haste central de arame ou aço que, ao ser torcida, aprisiona o tufo de cerdas. Pode ter forma cônica ou cilíndrica e é indicada para limpeza na região proximal e em pequenos espaços. É indicada para pacientes com problema periodontal, aparelhos ortodônticos e próteses fixas (Fig. 10.2).

**PRÓTESE:** Usada por pacientes para higienização de prótese removível, a parte maior da escova limpa os dentes, e a menor, a região interna da prótese.

**UNITUFO:** Indicada para locais de difícil acesso, como na distal de molares e em dentes malposicionados e recém-irrompidos.

**ELÉTRICA:** Indicada para pacientes com dificuldade motora, mas pode ser utilizada por qualquer indivíduo, como acontece habitualmente. Coloca-se a escova na posição desejada e a sua cabeça executa os movimentos, que podem ser circulares ou vibratórios. Funciona com pilha ou bateria recarregável, e sua parte ativa pode ser substituída facilmente.

### SAIBA MAIS

Atualmente existem escovas que apresentam um limpador de língua acoplado e um desenho que permite maior limpeza de áreas de difícil acesso, reduzindo a placa interproximal, o sangramento gengival e a remoção de células epiteliais descamadas.

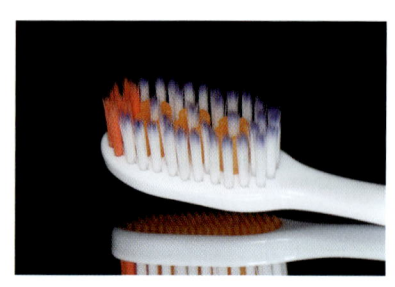

*Figura 10.1 – Avanços tecnológicos sofisticam cada vez mais as escovas dentais (escova dental Colgate 360° deep clean).*

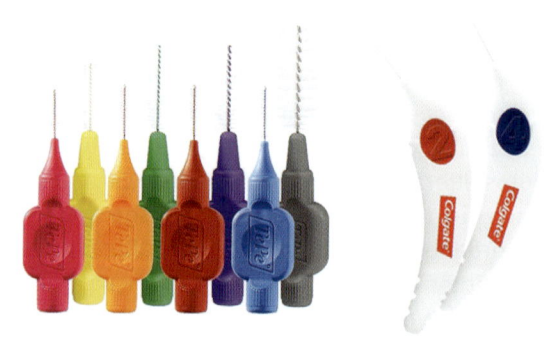

*Figura 10.2 – Escovas interdentais são imprescindíveis para a limpeza em regiões de difícil acesso, como no caso de próteses fixas (Tepe e Colgate).*

## FIO DENTAL

O fio dental é um meio auxiliar de limpeza que consegue remover a placa entre os dentes (Fig. 10.3). Existem vários tipos de fio dental, como os fluoretados com ação anticariogênica, os com clorexidina, que reduz a quantidade de microrganismos e os com pirofosfato, que promove a inibição da formação e do crescimento do cálculo dental, criando um ambiente alcalino. O fio dental pode ser encerado, o que lhe permite deslizar melhor entre os dentes. Entretanto, esse tipo não é tão efetivo quanto o não encerado, que remove melhor a placa bacteriana por gerar mais atrito.

A fita dental é também uma opção bastante utilizada, pois tem a vantagem de penetrar melhor entre os dentes e apresentar maior área de contato. Passadores de fio dental facilitam a passagem do fio entre os dentes no caso de pacientes com aparelho ortodôntico ou prótese fixa. Além disso, são encontrados fios com uma ponta rígida incorporada para igualmente facilitar a passagem do fio dental (Fig. 10.4).

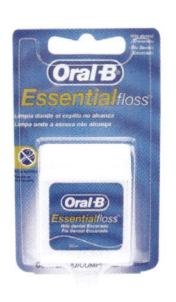

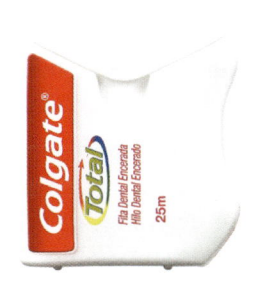

*Figura 10.3 – Fios dentais para uso diário (Oral B Essential Floss e Colgate Total).*

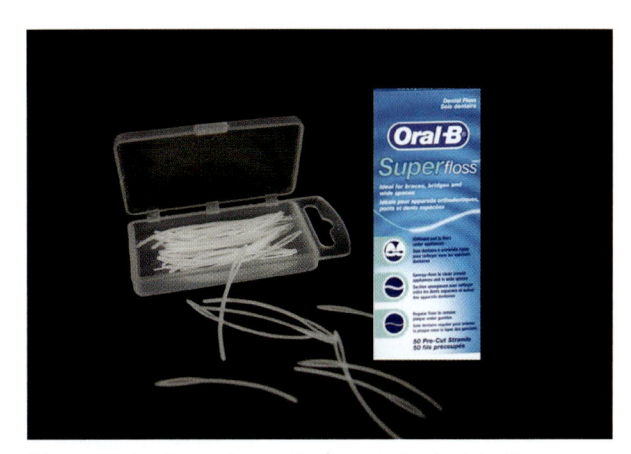

*Figura 10.4 – Passadores plásticos de fio dental e fios texturizados de ponta rígida.*

## EVIDENCIADOR DE PLACA

O evidenciador de placa é usado para colorir a placa bacteriana, que é incolor. Ele serve como meio de educação, pois o paciente pode observar a localização da placa, conscientizar-se do problema e reforçar a escovação nas áreas críticas. É encontrado na forma de pastilha e solução, sendo composto basicamente de corantes como fucsina (uma mistura de rosanilina e pararosanilina, podendo conter também magenta II e neofucsina) em solução alcoólica a 2%, eritrosina, lugol, iodo, azul de metileno, violeta de genciana, verde malaquita e marrom bismark. Alguns corantes apresentam propriedades interessantes, como o FDC vermelho número 3, que cora a placa seletivamente com duas tonalidades: a placa nova torna-se vermelha, e a mais antiga, azul.

As soluções podem ser aplicadas com cotonete ou por meio de bochecho, enquanto as pastilhas são mastigadas e misturadas com a saliva por 30 segundos, com posterior lavagem para detecção da placa (Fig. 10.5).

**ATENÇÃO**

O uso de evidenciador é desaconselhado para pacientes com restaurações de resina composta em área estética, pois há risco de pigmentação.

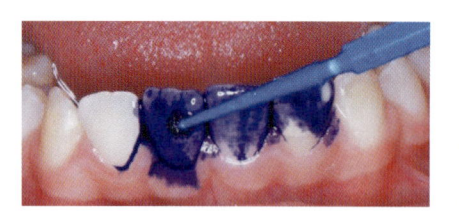

*Figura 10.5 – Aplicação de evidenciador de placa com pincel descartável.*

## PROFILAXIA DENTAL

**ATENÇÃO**

Pastas profiláticas de uso profissional não podem ser usadas como dentifrício, pois contém uma quantidade muito grande de abrasivo.

Pastas profiláticas são utilizadas durante a profilaxia dental, que é a limpeza dos dentes executada pelo profissional. Comercialmente são encontradas na forma de pó, que é misturado com água destilada para formar uma pasta, ou prontas na forma de pasta (Fig. 10.6). Aparelhos para profilaxia apresentam um reservatório para bicarbonato de sódio, que é jateado sob pressão sobre os dentes em um *spray* que contém água (Fig. 10.7).

A profilaxia dental tornou-se muito popular desde sua introdução, na década de 1980, tanto por sua eficiência na remoção da placa quanto por sua segurança, não causando atrição significativa no esmalte dental humano. Geralmente esses aparelhos possuem também uma ponta ultrassônica para a remoção dos cálculos dentais.

As pastas profiláticas geralmente contêm flúor, mas não são tão eficazes quanto os outros veículos desse potente agente remineralizador. Problemas derivados da formulação, principalmente em razão da incompatibilidade com sistemas abrasivos, reduzem sua incorporação. As pastas também têm maior viscosidade e pobre difusão para áreas proximais e fissuras, motivo pelo qual não substituem a aplicação tópica de flúor.

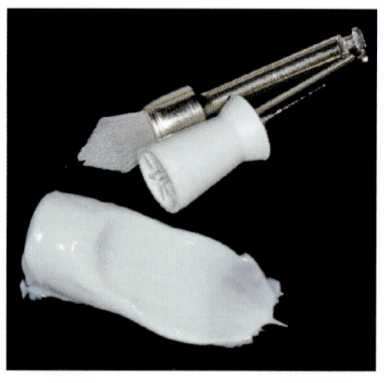

*Figura 10.6 – Pasta profilática com seus aplicadores profissionais: taça de borracha e escova rotatória.*

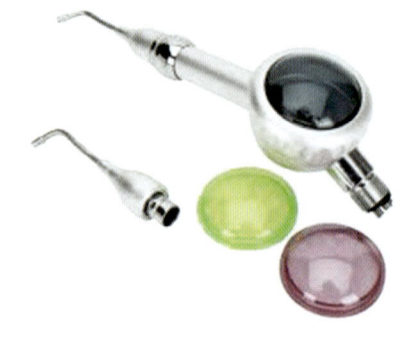

*Figura 10.7 – Dispositivos portáteis para aplicação do jato de bicarbonato de sódio, utilizados comumente em profilaxia dental.*

## ENXAGUANTE BUCAL

Os colutórios ou enxaguantes bucais são produtos para bochecho que devem ser utilizados como tratamento complementar pela maioria das pessoas, sendo preconizados principalmente para pacientes com dificuldades motoras de higienização, com problemas periodontais, com aparelho ortodôntico e politraumatizados, bem como após cirurgias.

Suas principais vantagens são propriedades bactericidas ou bacteriostáticas, odor agradável e remoção dinâmica dos alimentos soltos após a refeição, prevenindo com isso a formação da placa bacteriana e suas consequências indesejáveis, como cárie e gengivite. A composição básica dos enxaguantes bucais é apresentada no Quadro 10.1.

Os enxaguantes bucais podem apresentar diversos ingredientes ativos, descritos a seguir.

**FLÚOR:** Normalmente é encontrado na forma de fluoreto de sódio a 0,05% e pode estar associado a outros componentes. Sua ação é descrita adiante neste capítulo.

**CLOREXIDINA:** É uma bisbiguanida dicatiônica elaborada na década de 1970, sendo atualmente o ingrediente ativo mais utilizado nos enxaguantes. É incorporada sob a forma de sal digluconato (0,1 – 0,2%) e previne a placa bacteriana e a gengivite em 60%. Seu uso pode causar efeitos adversos, como descamação da mucosa bucal e pigmentação de dentes e restaurações, além de perda do paladar (Fig. 10.8).

**ÓLEOS ESSENCIAIS:** Têm em sua composição timol, menta, eucaliptol, metilsalicilato e veículo alcoólico a 26,9% em pH 5. Apresentam como efeitos colaterais sensação de queimação, gosto amargo e possibilidade de lesão aos tecidos bucais.

**AGENTES OXIDANTES:** Agem liberando oxigênio que afeta a membrana lipídica e o DNA das bactérias, entretanto podem causar lesões e queimaduras nos tecidos bucais (peróxido de hidrogênio e peroxiborato de sódio).

**COMPOSTOS QUARTENÁRIOS DE AMÔNIA:** Têm demonstrado atividade antimicrobiana, interagindo com a membrana celular das bactérias, mas podem causar ulcerações, manchas e queimação (cloreto de cetilpiridino, benzalcônico e benzetônico) (Fig.10.9).

> **LEMBRETE**
>
> Apesar de sua venda livre nos principais estabelecimentos comerciais, os enxaguantes devem ser considerados drogas, e seu uso deve ser supervisionado pelo dentista.

> **ATENÇÃO**
>
> Alguns colutórios podem causar efeitos adversos como gosto amargo, manchamento de dentes, língua e restaurações, lesão na mucosa, perda do paladar e sensação de queimação. Por esse motivo, devem ser cuidadosamente prescritos e monitorados pelo profissional.

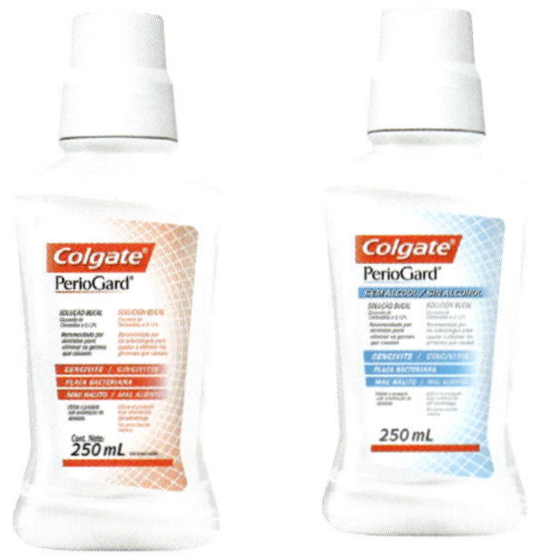

*Figura 10.8 – Colgate Periogard – Gluconato de Clorexidine 0,12% com e sem álcool.*

## QUADRO 10.1 – Composição básica dos enxaguantes bucais

| | |
|---|---|
| **Aromatizante** | Para dar sabor. |
| **Surfactante** | Para reduzir a energia de superfície, melhorando o contato da substância pelo dente, auxiliando na remoção de debris por meio de sua dissolução. |
| **Solução de água e/ou álcool** | Funciona como veículo, e o álcool também melhora o sabor e tem propriedades conservantes. |
| **Ingrediente ativo** | Elemento que traz benefício específico (flúor, clorexidina, óleos essenciais, agentes oxidantes, compostos quaternários de amônia e triclosan). |

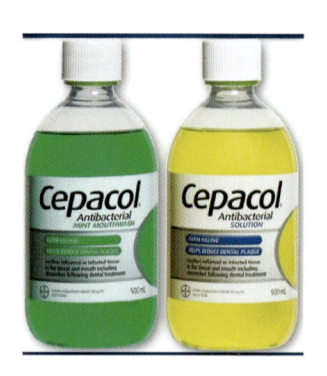

*Figura 10.9 – Produto contendo compostos quaternários de amônia, como o cloreto de cetilperidino (Cepacol – Aventis Pharma).*

**SAIBA MAIS**

Recentemente foi lançada uma combinação de arginina com carbonato de cálcio que propõe criar uma camada rica em cálcio na superfície da dentina e no interior dos túbulos, causando seu selamento e tornando-os mais resistentes à exposição a ácidos. O uso frequente dessa formulação estaria associado a um alívio mais rápido da sensibilidade.

**TRICLOSAN E SAIS MINERAIS:** São usados na concentração de 0,5%, associados com 2% de gantrez.

Os colutórios podem possuir ainda ação clareadora e dessensibilizante. O agente referido como clareador apresenta uma baixa concentração de peróxido de hidrogênio, que age promovendo a remoção de manchas extrínsecas dos dentes. Os dessensibilizantes apresentam em sua composição cloreto de estrôncio, citrato de potássio ou nitrato de potássio. Essas substâncias ajudam a selar os túbulos dentinários, bloqueando a transmissão dos estímulos da dor ou agindo diretamente sobre terminações nervosas celulares intratubulares.

## *SELANTES*

As superfícies oclusais dos dentes resistem ao flúor em virtude de sua conformação. Desse modo, a utilização de selantes é indicada para pacientes com alto risco de cárie e em dentes recém-irrompidos (que ainda não estão completamente mineralizados pela maturação pós-eruptiva, a qual ocorre aproximadamente após o primeiro ano do dente em boca). Esses materiais geralmente são à base de resina e devem ser bem fluidos para penetrar nas irregularidades do dente, podendo ser ativados foto ou quimicamente. Sua composição básica consiste de bisfenol glicidil metacrilato (Bis-GMA) e diluentes (metilmetacrilato, trietilenoglicol dimetacrilato) (Fig. 10.10).

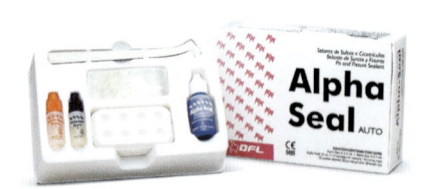

*Figura 10.10 – Selante resinoso autopolimerizável (Alpha Seal – Nova DFL).*

**SAIBA MAIS**

Quando for indicado o uso de selante em um dente recém--irrompido sobre o qual ainda há presença de tecido gengival (que impossibilita a colocação do isolamento absoluto e o isolamento de fluidos do sulco gengival), recomenda-se a aplicação de cimento de ionômero de vidro, pois esse material, diferentemente dos materiais resinosos, tolera uma pequena umidade no campo operatório.

Selantes ativados quimicamente apresentam base e catalisador em frascos separados, componentes que devem ser misturados no momento do uso. O tempo de trabalho geralmente é de 3 a 5 minutos. Selantes fotoativados apresentam-se somente em um frasco e polimerizam-se quando da aplicação de uma luz azul visível. O tempo de fotoativação varia de acordo com a potência de luz do aparelho (em $Mw/cm^2$), levando de 5 a 40 segundos.

Os selantes podem apresentar cores variadas (branco-opaco, incolor ou colorido – rosa, azul, etc.) que facilitam sua visualização nas consultas subsequentes de controle. Também podem apresentar flúor e partículas inorgânicas (sílica ou vidro) para melhorar sua resistência mecânica (maior força coesiva).

A aplicação do selante deve ser realizada preferencialmente com isolamento absoluto. O dente deve ser limpo e condicionado com ácido fosfórico de 35 a 37% por 15 a 30 segundos. A seguir, deve-se lavar e secar o dente e aplicar o selante com um pincel descartável ou com a ponta de uma sonda exploradora, sempre de maneira lenta e progressiva, para evitar a formação de bolhas. Excessos devem ser removidos para evitar contatos prematuros.

## FLUORTERAPIA

O flúor é um elemento químico encontrado na natureza (água do mar, vegetais verdes, chás, carnes brancas, jazidas naturais, etc.) e está presente na composição química do esmalte dental, do biofilme dental e da saliva. Sua atuação ocorre durante o processo de desmineralização e remineralização dental (des-re), impedindo a progressão de lesões de cárie pelo aumento do processo de remineralização.

É importante que o flúor esteja presente em solução aquosa na interface biofilme dental e esmalte, atuando no processo des-re, e que seja mantido constante no meio bucal na forma de fluoreto de cálcio. Isso é necessário porque, depois de formado, o fluoreto de cálcio é protegido por cálcio e proteínas da saliva, e é solubilizado quando ocorre queda do pH (após ingestão de carboidratos), liberando o flúor que irá atuar no processo des-re. Quando o pH volta ao normal, o fluoreto de cálcio restante é novamente protegido até que ocorra um novo ciclo de pH. Se não houver flúor, ao chegar a um pH de 5,5, haveria perda de cálcio e fosfato, resultando em desmineralização. Na presença de flúor, o pH crítico passa a ser 4,5; além disso, ele age aumentando a remineralização.

**Toxicidade aguda:** Pode ocorrer toxicidade aguda quando há uma ingestão de grande quantidade de flúor de uma só vez. Dependendo da dose, essa ingestão pode causar uma irritação gástrica ou até a morte. Existe um cálculo da dose provavelmente tóxica do flúor (DPT= 5 mgF/kg), que é uma margem de segurança a partir da qual pode ocorrer toxicidade.

**Toxicidade crônica:** A toxicidade crônica está relacionada à ingestão de uma quantidade pequena de flúor durante um longo período de tempo e formação do esmalte dental, o que frequentemente resulta em fluorose dental. Essa doença se caracteriza pelo aumento da porosidade interna do esmalte, que passa a apresentar manchas ou até perda estrutural. A severidade da fluorose, que é uma intoxicação celular dos ameloblastos, varia conforme a dose, sendo que uma quantidade acima de 0,05 a 0,07 mgF/dia/kg já pode ocasioná-la.

O flúor pode ser administrado de forma sistêmica, pela fluoretação das águas de abastecimento, ou tópica (solução, gel, espuma, verniz e dentifrício), administrada pelo próprio paciente ou pelo odontólogo. O flúor em solução é utilizado para bochecho e pode ser encontrado na forma de fluoreto de sódio a 0,05% para uso diário e fluoreto de sódio 0,2% para utilização semanal. Na forma de gel ou espuma, tem-se uma segurança adicional (Figs. 10.11 e 10.12), pois a aplicação é realizada pelo profissional, com um maior controle e menor probabilidade de ingestão. A forma em espuma apresenta 80% de flúor a menos em um mesmo volume comparada ao gel, sendo, portanto, ainda mais segura.

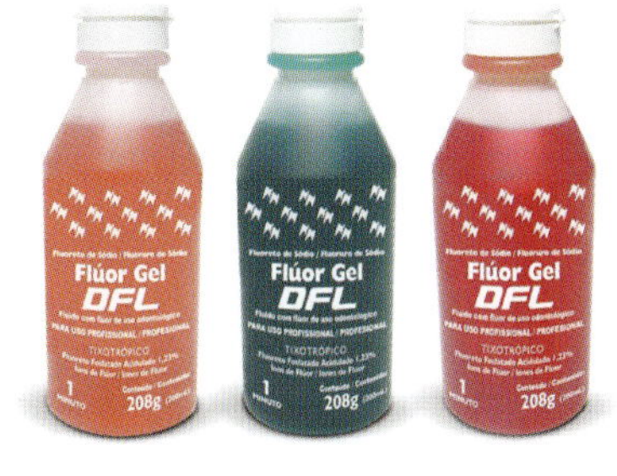

**LEMBRETE**

Apesar de seus excelentes benefícios, o uso do flúor deve ser cauteloso e sempre supervisionado pelo dentista, levando-se em consideração a indicação precisa para cada caso e a possibilidade de uma toxicidade aguda ou crônica.

**ATENÇÃO**

É importante orientar o paciente a não ingerir o flúor, que deve ser cuspido vigorosamente após a aplicação. Além disso, preconiza-se a utilização de sugadores e moldeiras quando for realizada a aplicação em consultório.

*Figura 10.11 – Fluoreto de sódio para aplicação em consultório na forma de gel (Flúor Gel – Nova DFL).*

A formulação do flúor gel ou espuma pode ser de fluoreto de sódio neutro a 2% ou flúor fosfato acidulado a 1,23%. O tempo de aplicação da formulação neutra é de 4 minutos, e de 1 minuto para o acidulado, que é mais reativo. A aplicação pode ser feita em moldeira, escova dental, algodão com pinça, cotonete ou pincel descartável. A frequência de aplicação deve ser determinada pelo profissional, de acordo com as necessidades do paciente.

O verniz com flúor é uma forma de aplicação ainda mais segura em virtude da aderência ao dente, uma vez que o material toma presa em contato com a saliva. O flúor é dissolvido em um solvente orgânico que evapora quando aplicado, tomando presa e deixando um fino filme sobre a superfície dental (Figs. 10.13). É apresentado na forma de fluoreto de sódio a 5% ou difluorsilano a 1%. Após a aplicação, orienta-se para que o paciente não coma alimentos duros ou escove os dentes por aproximadamente 4 horas, procurando manter o material por maior tempo em contato com o dente.

O dentifrício é um complemento importante para a higiene bucal e é a maneira mais adequada de utilização tópica do flúor, pois seu uso é diário, contínuo e em baixa concentração. Ele não remove o biofilme dental, que somente é retirado com a escovação através da sua ação mecânica. Sua apresentação normalmente é na forma de pasta ou gel (Fig. 10.14).

O dentifrício tem ação detergente (auxilia na remoção de debris e manchas), ação de polimento (tornando o dente liso e, assim, mais resistente ao acúmulo de manchas e microrganismos) e ação terapêutica (controlador de cálculo dental, dessensibilizante e anticárie). Em sua composição, que é diversificada, podem ser encontrados os seguintes os elementos:

**AGLUTINANTES:** Atuam como carregadores dos ingredientes mais ativos, espessam o veículo e previnem separação dos componentes dentro do tubo durante o armazenamento (p. ex., alginato de sódio, metilcelulose).

**UMECTANTES:** Estabilizam a composição e reduzem a perda de água por evaporação (p. ex., glicerina).

**CONSERVANTES:** Inibem o crescimento bacteriano no material.

**AGENTES DE SABOR:** Combatem o mau hálito e proporcionam gosto agradável.

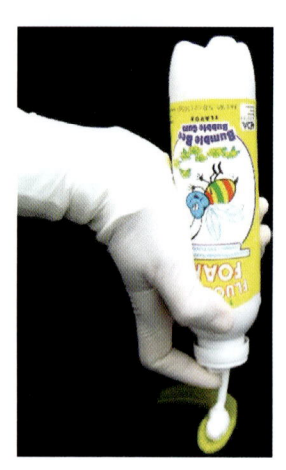

*Figura 10.12 – Aplicação de fluoreto de sódio na forma de espuma sobre moldeira esponjosa de cera.*

**LEMBRETE**

O dentifrício é a maneira mais adequada de utilização tópica do flúor, pois seu uso é diário, contínuo e em baixa concentração.

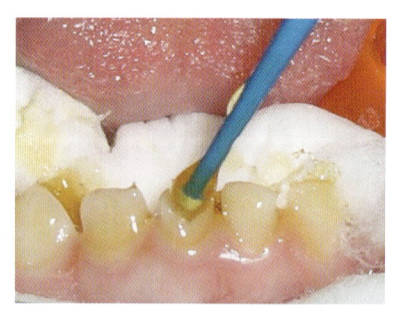

*Figura 10.13 – Aplicação clínica do verniz com flúor, por meio de um pincel descartável.*

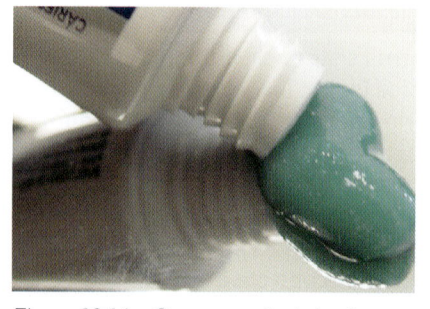

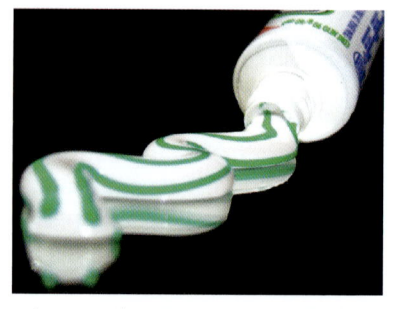

*Figura 10.14 – Os cremes dentais são um complemento importante para a higiene bucal, sendo a maneira mais adequada de utilização tópica do flúor.*

**ABRASIVOS:** Auxiliam na remoção da placa bacteriana, de manchas aderidas e de depósitos de cálculo (p. ex., pirofosfato de cálcio, fosfato de cálcio, carbonato de cálcio, sílica hidratada, bicarbonato de sódio).

**DETERGENTES:** Reduzem a tensão de superfície e aumentam a remoção dos debris que estão sobre a superfície dental (p. ex., lauril sulfato de sódio).

**FLÚOR:** Componente obrigatório em todos os cremes dentais no Brasil (exceto naqueles direcionados para crianças com idade inferior a 3 anos).

**CONTROLADOR DE CÁLCULO DENTAL:** Agem reduzindo a formação de tártaro (pirofosfato de sódio, tetrassódio ou tetrapotássio).

**DESSENSIBILIZANTES:** Indicados para casos em que há exposição dentinária. Têm ação na redução dos estímulos nervosos (calor, frio, ar e pressão) por obliterar os túbulos dentinários e impedir movimentos de fluidos no seu interior, que causam a dor (p. ex., cloreto de estrôncio, citrato de potássio, nitrato de potássio, arginina).

O uso de dentifrícios com arginina (Fig. 10.15), um aminoácido encontrado na saliva, em conjunto com o carbonato de cálcio, tem sido indicado para escovação e também aplicação direta sobre o dente sensível, massageando por 1 minuto. A redução da sensibilidade ocorre com o uso regular do dentifrício (duas vezes ao dia por um período mínimo de 2 a 8 semanas) (Fig. 10.16). O mecanismo de ação da arginina se dá pela obliteração dos túbulos dentinários, que têm se mostrado resistentes a alterações na acidez no meio bucal.

**PERÓXIDOS EM BAIXA CONCENTRAÇÃO:** Atuam removendo a descoloração inata e melhoram a estética. Sua ação clareadora também é dada por adição de abrasivos com alto desempenho de limpeza (p. ex., sílica), sendo que sua ação baseia-se na remoção de manchas superficiais (café ou chá, tabaco) de maneira eficaz com uso repetitivo. São também indicados para manter brancos os dentes recentemente clareados.

**CORANTES:** Conferem uma coloração agradável.

**REDUTOR DE CORROSÃO:** Evita a corrosão do material no tubo.

**ESTABILIZADORES DE VISCOSIDADE:** Previnem a alteração na viscosidade do material.

### SAIBA MAIS

Um novo dentifrício apresenta na sua composição uma associação de triclosan, copolímero, sílica e flúor, proporcionando melhora dos quadros de doença periodontal. O triclosan é um agente fenólico que possui ação antimicrobiana e anti-inflamatória, controlando a placa bacteriana. Já o copolímero melhora a aderência do produto aos tecidos orais, e o flúor promove o efeito anticárie. A sílica provê a oclusão dos túbulos dentinários, reduzindo a permeabilidade dentinária e a consequente sensibilidade dental. Além disso, por possuir um desenho diferenciado, a sílica também promove uma maior remoção de manchas extrínsecas do que a sílica convencional (Fig. 10.17).

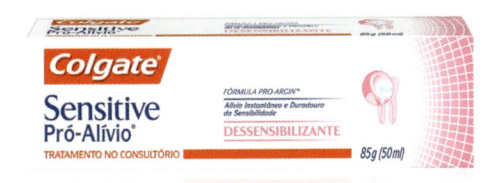

*Figura 10.15 – Creme dental à base de arginina, com fórmula dessensibilizante (Colgate Sensitive Pró-alívio).*

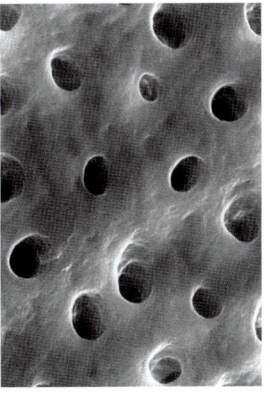

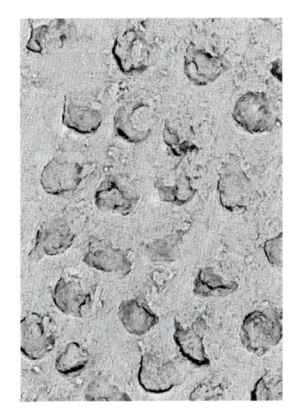

*Figura 10.16 – Ação da arginina sobre os túbulos dentinários. Túbulos abertos previamente à ação da arginina e após sua aplicação disciplinada.*

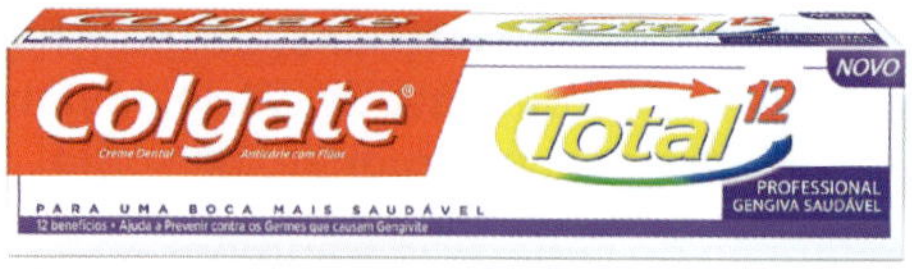

*Figura 10.17 – Dentifrício contemporâneo apresentando em sua composição uma associação de triclosan, copolímero, sílica e flúor (Colgate Total 12).*

O flúor incorporado às pastas de dentes pode estar na forma de fluoreto estanhoso, flúor amina, fluoreto de sódio ou monofluorfosfato de sódio (MPF), sendo os dois últimos os mais utilizados. Para que haja ação anticariogênica, a quantidade mínima de flúor é de 1.000 ppF, pois quantidades menores não têm se mostrado efetivas. A forma de MPF é compatível com a maior parte dos abrasivos utilizados, entretanto a sua liberação é mais demorada se comparada aos outros tipos de flúor, pois sofre hidrólise no meio bucal. Já o fluoreto de sódio e o fluoreto estanhoso não podem ser utilizados com abrasivos como carbonato de cálcio ou alumínio, pois estes inativam o flúor, que necessita estar ionizado.

# CLAREAMENTO DENTAL – AGENTES CLAREADORES

O sorriso é considerado um item fundamental na apresentação do indivíduo na sociedade. O novo padrão estético é representado por dentes brancos, bem contornados e corretamente alinhados. Desse modo, dentes escurecidos interferem na aparência do sorriso e podem prejudicar a autoestima. Ao longo da história, diferentes produtos, concentrações, tempos de uso e modos de aplicação têm sido utilizados na busca por um belo sorriso. A história do clareamento dental demonstra que a estética tem ocupado, cada vez mais, lugar de destaque na odontologia.

## ETIOLOGIA DAS ALTERAÇÕES DE CORES

Alterações na cor da estrutura dentária podem decorrer de fatores extrínsecos ou intrínsecos. As manchas extrínsecas geralmente são adquiridas do meio e estão associadas a substâncias corantes como café e tabaco, ao acúmulo de placa e ao uso de alguns tipos de medicamentos. Essas manchas são superficiais e de fácil remoção. Já as alterações intrínsecas podem ser congênitas, relacionadas à formação dos dentes, ou adquiridas por trauma dental, necrose pulpar e fluorose. Os pigmentos estão incorporados na estrutura dental e são removidos apenas pelo clareamento ou por procedimentos mais invasivos, que implicam desgaste e/ou restauração dos dentes.

## HISTÓRICO

Substâncias e produtos comerciais para as técnicas de clareamento dental vêm sendo utilizados desde meados de 1800. Tais substâncias baseavam-se na aplicação de produtos à base de cloreto de lima, cloreto de soda, cloreto de alumínio, ácido oxálico, pirozone (éter-peróxido), dióxido de hidrogênio (peróxido de hidrogênio ou peridrol), peróxido de sódio, ácido sulfuroso, hipofosfato de sódio e cianeto de potássio, agindo como agentes oxidantes na porção orgânica do dente.

Em 1910, as técnicas de clareamento incluíram o uso de peróxido de hidrogênio com instrumento aquecido. A partir de 1938, o perborato de sódio foi utilizado em associação ao peróxido de hidrogênio, alcançando melhores resultados nas técnicas de clareamento de dentes desvitalizados. Em 1989, Haywood e Heymann[1] descreveram a técnica de clareamento dental caseiro em que se utiliza o peróxido de carbamida. Essa técnica demonstrou-se segura e apresentou grandes resultados clínicos para dentes pigmentados. Atualmente, produtos à base de peróxido de hidrogênio e peróxido de carbamida têm sido utilizados para as técnicas de clareamento de dentes vitais e não vitais. O perborato de sódio também continua sendo usado na técnica de clareamento de dentes despolpados, ainda que em menor escala.

## MECANISMO DE AÇÃO DOS AGENTES CLAREADORES

Ao pensar em clareamento dental, deve-se considerar que a estrutura do dente é permeável aos agentes clareadores, capazes de se difundir livremente pelo dente e promover o clareamento. Os agentes clareadores agem principalmente por meio da oxidação de compostos orgânicos (chamados comumente de cromóforos). Esses agentes são altamente instáveis e, quando em contato com o tecido, liberam radicais livres como peridroxil, hidroxil, oxigênio molecular e ânion oxigênio, os quais oxidam os pigmentos.

Os radicais liberados ricos em oxigênio penetram no esmalte e nos túbulos dentinários, agindo nos compostos com anéis de carbono que são altamente pigmentados, convertendo-os em compostos mais claros. Além disso, convertem compostos de carbono pigmentados e com ligação dupla em grupos hidroxila, os quais se apresentam sem cor. Em suma, podemos dizer de forma generalizada que um agente clareador quebra grandes moléculas (cromóforos) absorvedoras de luz em pequenas moléculas, mais claras, as quais não absorvem luz e por consequência deixam o dente mais claro. Na verdade, não se trata de uma reação de eliminação ou limpeza, mas sim de uma transformação molecular por um processo químico de oxidação. O Quadro 10.1 resume as principais indicações, aplicações, vantagens e desvantagens dos agentes clareadores, que são descritos a seguir.

### PERÓXIDO DE HIDROGÊNIO ($H_2O_2$)

O peróxido de hidrogênio é o ingrediente ativo do peróxido de carbamida e é a forma mais pura ou direta de um agente clareador, ou seja, não precisa se dissociar em nenhum outro elemento para agir de forma efetiva. Pode-se apresentar na forma líquida ou em gel, sendo esta última a mais comum e preferível, por permitir um melhor controle da aplicação. É o agente clareador mais largamente utilizado em consultórios odontológicos (em uma concentração que varia de 15 a 35%), justamente porque os sistemas clareadores à base dessa substância, ativados ou não por luz e/ou calor, são mais seguros e confortáveis para o paciente, além de serem mais rápidos.

**SAIBA MAIS**

Quando o clareamento ultrapassa o ponto de saturação (quantidade ótima na qual o branqueamento obtido é máximo), seu efeito diminui muito e começa a atuar em outros compostos que apresentam cadeias de carbono, como as proteínas da matriz do esmalte. Neste ponto, a perda de material da matriz do esmalte torna-se muito rápida e é convertida em dióxido de carbono e água, causando um aumento da porosidade e da fragilidade do dente.

**LEMBRETE**

Os principais agentes clareadores são o peróxido de hidrogênio ($H_2O_2$), o peróxido de carbamida ($CH_4N_2O\text{-}H_2O_2$) e o perborato de sódio ($2NaBO_2\,[OH]\,2[nH_2O]$).

**ATENÇÃO**

Os produtos à base de peróxido de hidrogênio podem ser cáusticos, por isso, seu manuseio deve ser cauteloso, isolando todos os tecidos moles (gengiva, bochecha, língua e lábios) do paciente.

## QUADRO 10.1 – Principais aplicações, indicações, vantagens e desvantagens dos agentes clareadores existentes no mercado

| Tipo | Uso/características | Concentrações | Indicações |
|---|---|---|---|
| Géis clareadores à base de peróxido de hidrogênio e peróxido de carbamida em baixas concentrações | • Doméstico (clareamento caseiro)<br>• Materiais altamente viscosos | • Peróxido de hidrogênio 1,5 – 10%<br>• Peróxido de carbamida 9 – 20% | • Dentes vitais naturalmente escurecidos por corantes e pela idade<br>• Caninos vitais mais escuros, manchados por tetraciclina e por fluorose<br>• Dentes não vitais escurecidos – associação com clareamento intracoronário |
| Tiras adesivas clareadoras à base de peróxido de hidrogênio | • Clareamento apenas pela vestibular<br>• Semelhante a géis de baixa concentração<br>• Intolerância ao uso de moldeiras<br>• Adesivo fino e flexível<br>• Permite contato com estrutura dental | 5,3% PH – venda livre (56 tiras, 2×/dia, 30 min, 14 dias)<br>6,5% PH – clareamento supervisionado (84 tiras, 2×/dia, 30 min, 21 dias) | • Indicadas para clareamento caseiro<br>• Dispensam moldeira<br>• Agente clareador impregnado em pontos circulares<br>• Dois formatos<br>• Capacidade: 6 dentes anteriores |
| Vernizes clareadores à base de peróxido de hidrogênio ou peróxido de carbamida | • Clareamento caseiro | — | • Indicações semelhantes<br>• Dispensam uso de moldeira |
| Géis clareadores à base de peróxido de hidrogênio em médias concentrações | • Supervisionado diretamente pelo dentista<br>• Avaliação resultados e efeitos adversos | • 15% | • Clareamento no consultório – técnica da moldeira (clareamento caseiro não efetivo) |
| Géis clareadores à base de peróxido de hidrogênio e carbamida em altas concentrações | • Clareamento no consultório<br>• Cuidados indispensáveis:<br>  • Óculos de proteção<br>  • Proteção do tecido gengival<br>  • Intervalo mínimo de 1 semana entre as sessões | • Peróxido de hidrogênio 30 – 35%<br>• Peróxido de carbamida 35 – 37% | • Semelhantes às do clareamento caseiro (técnica imediata de clareamento extracoronário de dentes vitais)<br>• Dentes manchados por tetraciclina (clareamento inicial)<br>• Técnica imediata de clareamento extracoronário de dentes não vitais<br>• Técnica mediata de clareamento intracoronário de dentes não vitais |
| Soluções clareadoras à base de peróxido de hidrogênio em altas concentrações | | • 30 – 35% | • Clareamento de dentes vitais (técnica termocatalítica)<br>• Clareamento intracoronário de dentes não vitais (técnica termocatalítica)<br>• Clareamento mediato de dentes não vitais (associação com perborato de sódio) |
| Pó clareador de peróxido de hidrogênio | • Apresentação em pastilhas (redução à pó)<br>• Inserção na câmara pulpar com porta-amálgama | • Concentração 35% | |

| Aplicação | Vantagens | Desvantagens |
|---|---|---|
| Regime diário:<br>• Diurno (1/2 – 1 h/dia)<br>• Noturno (6 – 8 h/dia)<br>• Tempo: 3 – 6 semanas | • Agentes clareadores brandos (mais seguros)<br>• Ausência de alterações estruturais significativas<br>• Custo reduzido<br>• Fácil aplicação (gel)<br>• Bom prognóstico | • Tempo de tratamento considerável<br>• Necessidade de veículo |
| • pH 5,3% – 2×/dia, 30 min, 14 dias)<br>• pH 6,5% – 2×/dia,<br>• 30 min, 21 dias) | • Acessibilidade<br>• Fácil utilização<br>• Confortáveis (imperceptíveis e flexíveis)<br>• Oclusão (menor 10 µm × moldeira = 1 mm)<br>• Preço reduzido<br>• Menor risco de superdosagem<br>• Etapa laboratorial descartada | • Impossibilidade de clarear dentes posteriores<br>• Efeitos adversos<br>• Venda livre<br>• Escassez de estudos relacionados<br>• Abuso<br>• Descoloração não diagnosticada |
| • 2×/dia, 30 min, 14 dias | • Fácil manipulação (superfície seca e aplicação fina camada) | • Não ingestão de sólidos ou líquidos |
| • Ambiente ambulatorial | • Maior controle (supervisão direta do dentista)<br>• Rapidez dos resultados<br>• Ausência de gosto desagradável<br>• Agente clareador<br>• Moldeira não necessária | • Maior sensibilidade dental e irritação gengival<br>• Repetições de sessões clínicas<br>• Custo mais elevado<br>• Riscos de acidentes na manipulação<br>• Resultados comparáveis ao clareamento caseiro |
| | • Rapidez dos resultados<br>• Alta concentração | • Semelhantes a géis de alta concentração<br>• Maior possibilidade de escoamento<br>• Possibilidade de queimaduras dos tecidos moles<br>• Maior risco de acidentes na manipulação |
| • Clareamento mediato de dentes não vitais | | |

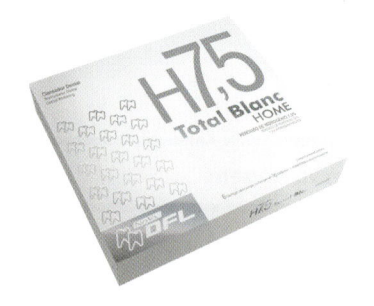

*Figura 10.18 – Clareador caseiro à base de peróxido de hidrogênio a 7,5% (Total Blanc Home H7,5 – Nova DFL).*

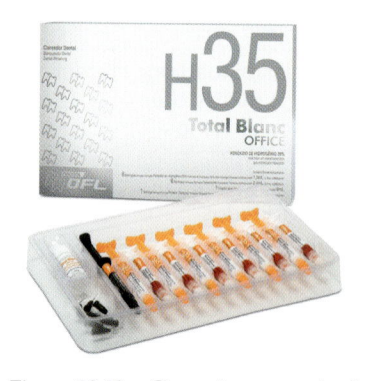

*Figura 10.19 – Clareador concentrado (35%) para uso em consultório (Total Blanc Office – Nova DFL).*

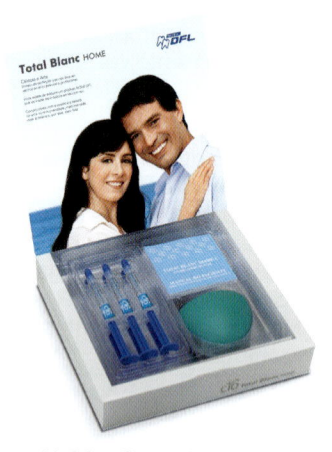

*Figura 10.20 – Clareador caseiro à base de peróxido de carbamida a 16% (Total Blanc Home C16 – Nova DFL).*

O peróxido de hidrogênio em altas concentrações apresenta um alto poder de penetração no esmalte e na dentina, o que é justificado pelo seu baixo peso molecular e pela sua propriedade de desnaturar proteínas (macromoléculas de pigmentos), tanto as que estiverem na superfície do dente como aquelas localizadas mais profundamente, o que aumenta o movimento de íons através do dente. Muitos peróxidos de hidrogênio vendidos apresentam a desvantagem de ter um pH ácido (em torno de 3), abaixo do crítico para o dente (em torno de 5,5). Felizmente já existem materiais à base de peróxido de hidrogênio com pH mais alto e, portanto, mais eficientes e seguros. Quando comparado isoladamente com o peróxido de carbamida, ambos a uma concentração de 35%, o peróxido de hidrogênio apresenta uma eficiência 2,76 vezes maior (Figs. 10.18 e 10.19).

## PERÓXIDO DE CARBAMIDA ($CH_4N_2O\text{-}H_2O_2$)

Sem dúvida este é o agente clareador mais estudado e utilizado no clareamento caseiro, em concentrações que variam de 10 a 22%. Também é utilizado para clareamento em consultório, onde sua concentração aumenta para 35%. O peróxido de carbamida foi descoberto como agente clareador por acidente, pois inicialmente era utilizado como antisséptico oral em pacientes que utilizavam aparelhos ortodônticos e apresentavam traumas ou inflamações, assim como em casos de gengivites. Os produtos à base de peróxido de carbamida apresentam em sua composição glicerol ou propilenoglicol, que atuam como transportadores e constituem aproximadamente 85% do produto. Além disso, possuem agente aromático, ácido fosfórico ou cítrico e Carbopol, um polímero de carboxipolimetileno. A função principal do Carbopol é espessar o material e aumentar a aderência do gel aos tecidos dentais. Além disso, agentes que contêm Carbopol liberam oxigênio mais lentamente, sendo, portanto, indicados para aplicação noturna. Segundo os idealizadores dos produtos, uma liberação lenta mantém a solução agindo por mais tempo na moldeira, melhorando assim a eficácia da técnica. Antes, as soluções de liberação rápida do oxigênio não possuíam Carbopol, mas atualmente encontramos esse polímero na maioria das formulações de peróxido de hidrogênio de ação rápida (30 a 60 minutos de uso).

No que tange à sua ação, ao entrar em contato com os tecidos ou com a saliva, o peróxido de carbamida (10 a 16%) decompõe-se em peróxido de hidrogênio (3 a 5%) e ureia (7 a 10%). O peróxido de hidrogênio continua a se decompor, dando origem a oxigênio e água, enquanto a decomposição da ureia originará amônia e dióxido de carbono. Vale ressaltar que a ureia representa um papel importante na elevação do pH e também se move livremente através do esmalte e da dentina.

O peróxido de carbamida apresenta várias vantagens, como não necessitar de calor, não requerer condicionamento ácido e poder atuar além das áreas em contato com os dentes, como aquelas cobertas por restaurações. O clareamento vital noturno com peróxido de carbamida a 10% é sem dúvida o mais comum dos clareamentos, sendo também o mais investigado. Quando feito de acordo com as instruções do fabricante, é eficaz e seguro, com efeitos colaterais mínimos e transitórios (Fig. 10.20).

## PERBORATO DE SÓDIO ($2NABO_2$ [OH] $2[NH_2O]$)

É um pó branco finamente moído e estável, que apresenta um pH altamente alcalino e é utilizado para o clareamento de dentes desvitalizados. Ele é de fácil homogeneização e possui espessante na sua composição. Utilizado somente para clareamento de dentes desvitalizados, o agente clareador à base de perborato de sódio pode ser misturado com peróxido de hidrogênio nas proporções de 1:1 ou 2:1, com água destilada ou soro fisiológico. As principais características do perborato de sódio como agente clareador são a viscosidade ideal após homogeneização, a granulação extremamente fina, a versatilidade na formação da pasta e o pH alcalino. Quando associado à água destilada, é mais seguro na manipulação, promove menor desmineralização à estrutura dental e dissocia-se em metaborato de sódio e peróxido de hidrogênio.

# TÉCNICAS CLAREADORAS

Quando um paciente procura um consultório odontológico em virtude de alterações de cor em seus dentes, o profissional deve, inicialmente, fazer uma determinação das possíveis causas das alterações de cor – origem, natureza e composição da mancha – para então estabelecer um prognóstico e um adequado plano de tratamento. A técnica a ser eleita pode variar de acordo com a indicação, personalizada para cada caso, ou pela preferência do paciente quanto ao período de aplicação do agente clareador.

As técnicas de clareamento associadas aos dentes vitais são classificadas em clareamento caseiro (diurno ou noturno), administrado pelo paciente sob supervisão do cirurgião-dentista; clareamento em consultório, para a obtenção de uma resposta mais rápida ao procedimento; e clareamento associado às duas técnicas, indicado em casos mais resistentes ao clareamento ou quando se deseja reduzir o tempo de tratamento.

As técnicas do clareamento dental apresentam vantagens pela obtenção de bons resultados e pela conservação da estrutura dentária, porém, também possuem limitações e riscos. Por isso, é importante que o profissional conheça os diferentes tipos de alterações de cor, bem como seus efeitos etiológicos, para escolher corretamente o agente e a técnica para o tratamento.

## CLAREAMENTO CASEIRO

É empregado preferencialmente em todos os dentes e indicado para dentes naturalmente escurecidos, seja por pigmentos da dieta ou do cigarro, pela idade, por trauma e por manchados por tetraciclina ou fluorose. Na clínica, o processo tem início com o registro da cor inicial dos dentes mediante uma escala de cor, para possibilitar um acompanhamento dos resultados do tratamento. Em seguida, confecciona-se um modelo de gesso da arcada do paciente. Esse modelo deve ser recortado de modo que se obtenha uma abertura na porção palatal, permitindo uma melhor adaptação da moldeira plástica nessa região.

Com o modelo pronto, confecciona-se uma moldeira personalizada para cada arcada, feita por uma folha siliconizada resiliente geralmente fornecida pelo próprio fabricante do clareador. A placa de silicone é posicionada na parte superior do aparelho plastificador, e o modelo de gesso, na região inferior, de modo a adaptar o material ao modelo. Após o resfriamento, a folha plástica pode ser removida do modelo e recortada na linha dentogengival ou até mesmo 1 milímetro acima dessa linha, em direção à gengiva. Isso promove uma melhor adaptação da moldeira e evita a possibilidade de deslocamento, diminuindo a infiltração de saliva e um possível extravasamento do gel para o meio bucal.

> **LEMBRETE**
>
> O peróxido de carbamida (a 10 ou 16%) pode ser aplicado todas as noites, por 4, 6 ou 8 horas, ou durante o dia, em aplicações de 2 horas. Já o peróxido de hidrogênio (a 5,5, a 7,5%) deve ser usado todos os dias por um período de 30 minutos a 1 hora.

Em uma segunda consulta, é feito o teste da moldeira plástica no paciente para verificar a adaptação e a presença de regiões que possam ferir a mucosa. É importante orientar o paciente acerca da quantidade de material a ser colocada na moldeira (uma gota dentro de cada espaço da placa equivalente a cada dente), bem como da necessidade de escovar os dentes adequadamente e usar o fio dental antes do tratamento. É também importante que ele evite o contato do gel com as mucosas, removendo todo o excesso do gel que extravasar da moldeira, e esteja atento ao tempo de aplicação, que varia segundo a concentração e a composição do agente.

Após a remoção da moldeira, deve-se limpá-la cuidadosamente, para retirar resíduos do agente que possam atrapalhar uma nova aplicação, e enxaguar a boca com água para remover os resíduos do agente clareador. O paciente deve evitar beber e comer durante o uso da moldeira, para que o agente clareador não sofra diluição ou contaminação. Deve evitar também ingerir líquidos corados como o café, pois a estrutura dental estará mais suscetível à pigmentação. Ao atingir a cor desejada, pode-se interromper o tratamento ou prosseguir por mais 1 semana, o mais recomendado para estabilizar a cor. As vantagens e desvantagens do clareamento caseiro são detalhadas no Quadro 10.2.

**QUADRO 10.2** – Vantagens e desvantagens do clareamento caseiro

| Vantagens | Desvantagens |
|---|---|
| • A técnica é simples e fácil.<br>• Apresenta baixo custo.<br>• Utiliza agentes clareadores com baixa concentração.<br>• Pode ser empregada em vários dentes simultaneamente.<br>• Utiliza substâncias fáceis de ser encontradas no mercado.<br>• Não promove efeitos deletérios nos dentes e nos tecidos moles.<br>• É de fácil reaplicação nos casos de recidiva de cor. | • A evolução do tratamento dependerá do paciente, que é quem aplica o agente.<br>• Alguns pacientes podem apresentar hipersensibilidade dental durante o tratamento.<br>• Não age em dentes com manchas brancas ou opacas nem em manchas extremamente escuras, como aquelas provocadas por tetraciclina.<br>• Não atua de modo eficaz em dentes que apresentam restaurações extensas, pois estes não possuem estrutura dentária suficiente para reagir adequadamente ao agente clareador. |

## CLAREAMENTO EM CONSULTÓRIO

A aplicação de agentes clareadores em consultório permite uma resposta mais rápida com a utilização de maior concentração do produto. Exige mais tempo de atendimento clínico e, portanto, maior custo. Contudo, muitas vezes apenas uma consulta é necessária. Apesar de inicialmente ser indicado para um ou pequenos grupos de dentes, o clareamento em consultório tornou-se popular para o clareamento de todos os dentes. Neste caso, o profissional pode optar pelo uso de uma moldeira e um agente mais concentrado, porém, o uso mais comum é a aplicação direta de peróxido de hidrogênio a 35%, após proteção dos tecidos moles.

**TÉCNICA** Após profilaxia com pasta de pedra-pomes, o registro da cor inicial dos dentes é feito por meio de uma escala e de fotografias, para possibilitar o acompanhamento da evolução do tratamento. A seguir, os tecidos moles são protegidos com um isolamento absoluto ou uma barreira gengival (resina fluida) dos dentes que receberão o clareamento. A aplicação do agente deve começar pelos dentes mais escuros, permanecendo o gel em posição pelo tempo determinado pelo fabricante. Após a aplicação do gel, os dentes são lavados e podem receber soluções dessensibilizadoras como fluoreto de sódio e/ou nitrato de potássio. Normalmente, são necessárias duas a três consultas para ser obtido um resultado satisfatório e, em casos mais graves, como os de tetraciclina, até seis consultas podem ser empregadas. Nos casos em que não houver sensibilidade, deve-se respeitar um intervalo de 1 semana entre as sessões. Caso contrário, esse intervalo deve ser maior, entre 4 e 6 semanas.

As vantagens e desvantagens do clareamento em consultório são apresentadas no Quadro 10.3.

**QUADRO 10.3** – Vantagens e desvantagens do clareamento em consultório

| Vantagens | Desvantagens |
|---|---|
| • Baseia-se na utilização de materiais facilmente encontrados no mercado.<br>• Proporciona maior controle da técnica, pois não depende da colaboração do paciente.<br>• Possibilita maior controle dos locais de aplicação (principalmente nos locais de recessão gengival, propícios à hipersensibilidade). | • Exige um tempo maior de atendimento.<br>• É indispensável o uso de isolamento para proteger tecidos moles.<br>• Não age bem em manchas escuras, como as derivadas de tetraciclina, nem em dentes que apresentam restaurações extensas. |

## FOTOCATÁLISE PARA O CLAREAMENTO DENTAL

Como mencionado anteriormente, o clareamento dental se resume quimicamente a uma reação em que ocorre quebra de moléculas cromóforas presentes em grupamentos orgânicos e inorgânicos da estrutura dental. Durante o clareamento, os pigmentos, constituídos por móleculas carbônicas insaturadas, vão se saturando pela ação local de radicais livres. Assim, as duplas ligações entre os carbonos são desfeitas, modificando o espectro de absorção daquelas moléculas. Isso possibilita uma maior reflexão da luz e, consequentemente, uma estrutura dental mais clara.

A geração dos radicais livres pode ser realizada com peróxido de hidrogênio ou com carbamida. No intuito de provocar a aceleração da reação química, diferentes métodos são utilizados no procedimento de clareamento dental, dentre os quais podemos citar a modificação de pH, o aumento da temperatura por meio da vibração molecular (calor) e os catalisadores químicos. Neste capítulo, vamos ilustrar as diferentes ações da fotocatálise na aceleração da reação para obter o clareamento dental.

A fim de compreendermos como a luz é capaz de produzir fotocatálise, necessitamos resumidamente entender o que é a luz. A luz é uma forma de energia eletromagnética cujo comprimento de onda se estende desde a radiação gama até a radiação infravermelha, as quais são invisíveis ao olho humano. A parte visível do espectro está compreendida em um ínfimo intervalo entre a cor violeta e a cor vermelha.

A Figura 10.21 ilustra as diferentes irradiações com suas respectivas características físicas. Assim, por apresentar energia limitada, a luz visível necessita de uma molécula capaz de absorvê-la para gerar catálise e, consequentemente, aumento de temperatura. É como expor um material de cor preta ou branca à energia do sol. Com certeza teremos um aumento de temperatura na superfície escura que absorve a luz, enquanto a superfície clara, que reflete a luz, não aquecerá. Por conta disso, os agentes clareadores mais efetivos para serem catalisados pela luz são aqueles que possuem cores complementares.

A cor da fonte emissora de luz na maioria dos instrumentos é emitida por LEDs (light emission diodes) azuis. Desse modo, devemos utilizar no agente clareador cores que absorvam o azul, como amarelo, vermelho, laranja e violeta. O aquecimento na superfície do gel de

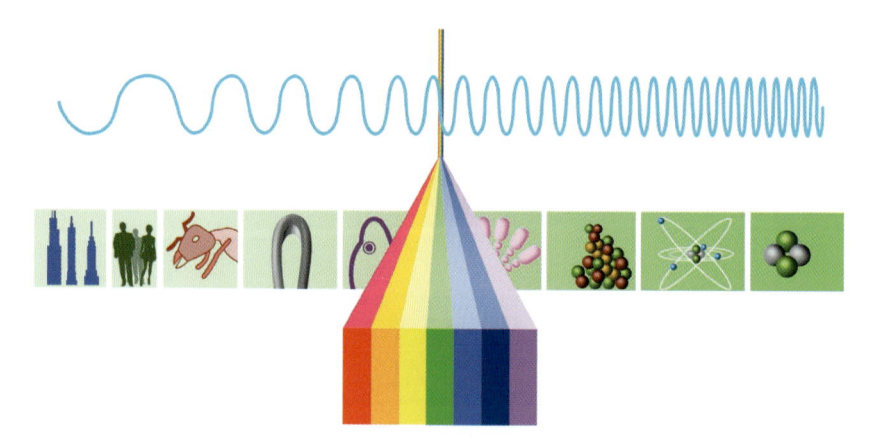

*Figura 10.21 – Espectro eletromagnético ilustrando diferentes irradiações com suas respectivas características físicas.*

clareamento proporciona, pelas leis da cinética química de Arrhenius, um aumento da velocidade da reação de catálise, liberando assim mais rapidamente os radicais livres que serão responsáveis pelo clareamento dental. Essa reação é conhecida como fototermocatalítica. Já a radiação infravermelha emitida por *lasers* de baixa potência é capaz de proporcionar maior vibração em diferentes moléculas, gerando calor na superfície irradiada.

Diferentes pesquisas evidenciam resultados semelhantes quanto à efetividade de clareamento, porém diferem estatisticamente em relação ao tempo do procedimento. Na Figura 10.22, observa-se que a taxa de clareamento final é a mesma, independentemente de a substância ser ou não submetida à fonte de luz. No entanto, é evidente que o resultado ocorre mais rapidamente com a fonte de luz, o que beneficia o desempenho do procedimento de clareamento dental.

Os novos conceitos do clareamento dental com fonte de luz propiciam não somente uma diminuição do tempo do procedimento, mas também a utilização de concentrações mais baixas do agente clareador. Com isso, há menor possibilidade de sensibilidade e maior segurança para o paciente (Fig. 10.23).

**LEMBRETE**

O clareamento dental pode ser realizado por meio de dois tipos de fotocatálise: pela absorção da energia luminosa por corantes agregados nos agentes clareadores ou por catálise direta, utilizando a radiação infravermelha.

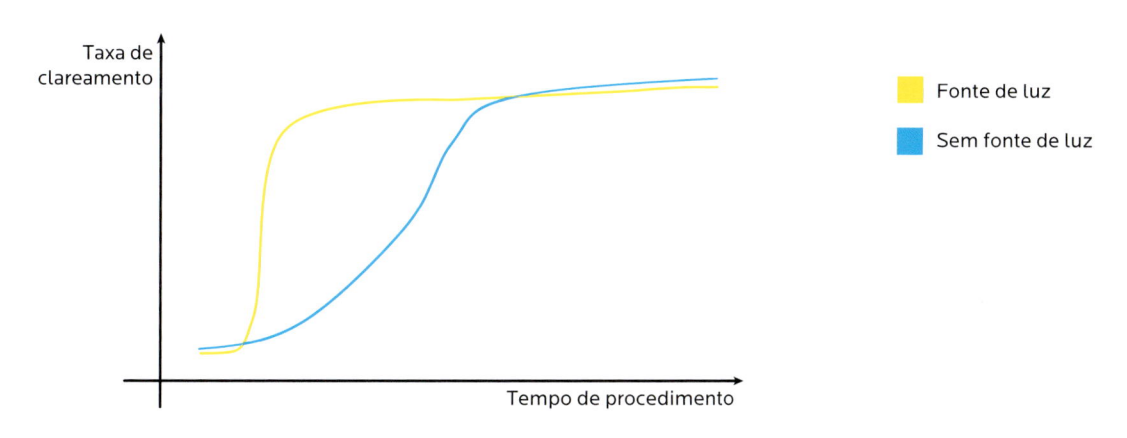

*Figura 10.22 – Gráfico demonstrativo da aceleração do procedimento de clareamento com fontes de luz.*

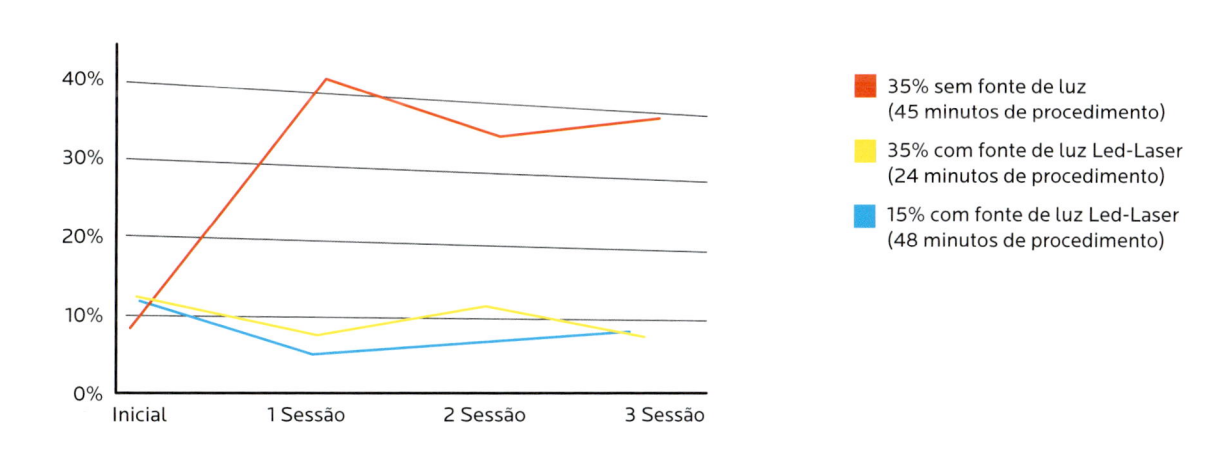

*Figura 10.23 – Índice de sensibilidade de acordo com a concentração do clareador, a exposição ou não a fontes de luz e o tempo de procedimento.*

> **LEMBRETE**
>
> A fotocatálise permite o aumento da velocidade da reação do clareamento dental e a diminuição de concentração dos agentes clareadores, reduzindo, assim, o índice de sensibilidade dos pacientes.

Com o advento da nanotecnologia, novos conceitos de fotocatálise foram desenvolvidos. A incorporação de nanomoléculas fotossensíveis em agentes clareadores possibilitou reações de catálise direta utilizando a luz visível, sem a necessidade de aumento da temperatura. Exemplo desse conceito é a incorporação de dióxido de titânio nos agentes clareadores.

A busca por uma odontologia minimamente invasiva nos faz pensar em uma mudança nas abordagens estéticas a fim de proporcionar maior segurança para os pacientes. O clareamento dental deve ser compreendido como um procedimento restaurativo estético conservador que busca a coloração natural das estruturas dentais, que são únicas para cada indivíduo. Portanto, devemos cada vez mais nos preocupar com a indicação de procedimentos personalizados para os pacientes, diminuindo o tempo do procedimento e a concentração do agente clareador por meio de tecnologias como *laser* e LEDs como fontes de luz.

# Referências

### Capítulo 1 – Materiais dentários: histórico, classificação e propriedades

1. American Society for Testing and Materials. ASTM D256: standard test methods for determining the izod pendulum impact resistance of plastics. West Conshohocken: ASTM International; c2012.

2. International Organization for Standardization. ISO R180: plastics determination of izod impact strength. 3rd ed. Geneva: ISO; 2000.

3. International Organization for Standardization. ISO 4049: dentistry: polymer-based filling, restorative and lutting materials. 3rd ed. Geneva: ISO; 2000.

4. International Organization for Standardization. ISO 6872: dentistry ceramic materials. Geneva: ISO; 2008.

### Capítulo 2 – Materiais para moldagem

1. American Dental Association. Specification n° 3 for dental impression compound. 2nd rev. Chicago: ADA; 1955.

2. American Dental Association. Specification n° 16 for dental impression paste – Zinc Oxide Eugenol material. Chicago: ADA; [19--].

3. American Dental Association. Council of dental materials and devices. Specification n° 19 for non-aqueus, elastomeric dental impression material. J Amer Dent Assoc. 1977;94(4):733-41.

### Capítulo 3 – Gessos odontológicos

1. American National Standard; American Dental Association. ANSI/ADA standard n° 25 dental gypsum products: 2000 (reaffirmed 2010). Chicago: ADA; 2010.

2. International Organization for Standardization. ISO 6873: 2013 dentistry: gypsum products. Geneva: ISO; 2013.

### Capítulo 5 – Cimentos odontológicos

1. American National Standard; American Dental Association. ANSI/ADA specification n° 30 dental zinc oxide – eugenol and zinc oxide – no-eugenol cements. Chicago: ADA; 2000.

2. Wilson AD, Kent BE. The glass ionomer cement: a new translucent filling material. J Appl Chem Biotechnol. 1971;21(11):313.

3. American National Standard; American Dental Association. ANSI/ADA specification n° 96 dental water-based cements. Chicago: ADA; 2005.

4. International Organization for Standardization. ISO 9917-2: dentistry: water-based cements: Part 2: resin-modified cements. Geneva: ISO; 2010.

### Capítulo 6 – Amálgama dental

1. American National Standard; American Dental Association. ANSI/ADA specification n° 1 for alloy for dental amalgam. Chicago: ADA; 2003.

### Capítulo 7 – Sistemas adesivos e resinas compostas

1. Bowen RL. Use of epoxy resins in restorative material. J Dental Res. 1956;35(3):360-9.

2. Bowen RL, inventor. United States 3066112 dental fiilling material comprising vinyl silane treated fused silica and a binder consisting of the reaction product of bis phenol and glycidyl acrylate. Washington; 1962.

### Capítulo 9 – Cerâmicas odontológicas

1. Anusavice KJ. Phillips materiais dentários. 11. ed. Rio de Janeiro: Elsevier; 2005.

2. Craig RG, Powers JM, Wataha JC. Dental materials: properties and manipulation. 7th ed. St. Louis: Mosby; 2000.

### Capítulo 10 – Materiais para higiene e prevenção e agentes clareadores

1. Haywood VB, Heymann HO. Nightguard vital bleaching. Quintessence Int. 1989;20(3):173-6.

# LEITURAS RECOMENDADAS

Aabedi HR, Ingle JI. Mineral trioxide aggregate: a review of a new cement. J Calif Dent Assoc. 1995;23(12):36-9.

Anusavice KJ. Phillips materiais dentários 10. ed. Rio de Janeiro: Guanabara Koogan; 1998.

Anusavice KJ. Phillips materiais dentários. 11. ed. Rio de Janeiro: Elsevier; 2005.

Anusavice KJ. Produtos à base de gesso. In: Anusavice KJ. Phillips materiais dentários. 10. ed. Rio de Janeiro: Guanabara Koogan; 1998. p. 111-24.

Buchalla W, Attin T. External bleaching therapy with activation by heat, light or laser: a systematic review. Dent Mater. 2007;23(5):586-96.

Craig RG, Powers JM, Wataha JC. Materiais dentários: propriedades e manipulação. 7. ed. São Paulo: Santos; 2002.

Craig RG, Powers JM, Wataha JC. Materiais para confecção de modelos e troqueis. In: Craig RG, Powers JM, Wataha JC. Materiais dentários: propriedades e manipulação. 7. ed. São Paulo: Santos; 2002. p. 185-208.

Craig RG, Powers JM. Materiais dentários restauradores. 11. ed. São Paulo: Santos; 2004.

Cury Faot F, Panza LHV, Garcia CMR, Del Bel AA. Impact and flexural strength, and fracture morphology of acrylic resins with impact modifiers. Open Dent J. 2009;3:137-43.

Darvell BW. Gypsum materials. In: Darvell BW. Materials science for dentistry. 6th ed. Hong Kong: CRC; 2000. p. 34-52.

De Munck J, Van Landuyt K, Peumans M, Poitevin A, Lambrechts P, Braem M, et al. A critical review of the durability of adhesion to tooth tissue: method and results. J Dent Res. 2005;84(2):118-32.

De Munck J, Van Meerbeek B, Satoshi I, Vargas M, Yoshida Y, Armstrong S, et al. Microtensile bond strength of one and two-step self-etch adhesives to bur-cut enamel and dentin. Am J Dent. 2003;16(6):414-20.

De Munck J, Van Meerbeek B, Yoshida Y, Inoue S, Vargas M, Suzuki K, et al. Four-year water degradation of total-etch adhesives bonded to dentin. J Dent Res. 2003;82(2):136-40.

Donovan TE, Chee WW. A review of contemporary impression materials and techniques. Dent Clin North Am. 2004;48(2):445-70.

Ferracane JL. Dental plaster and stone. In: Ferracane JL. Materials in dentistry: principles and applications. Philadelphia: Lippincott Williams & Wilkins; 1995. p. 199-219.

Giannini M, Silva AP, Cavalli V, Paes Leme AF. Effect of carbamide peroxide based bleaching agents containing fluoride or calcium on tensile strength of human enamel. J Appl Oral Sci. 2006;14(2):82-7.

Jagger DC, Jagger RG, Allen SM, Harrison A. An investigation into the transverse and impact strength of "high strength" denture base acrylic resins. J Oral Rehabil. 2002;29(3):263-7.

Johnson GH, Mancl LA, Schwedhelm ER, Verhoef DR, Lepe X. Clinical trial investigating success rates for polyether and vinyl polysiloxane impressions made with full-arch and dualarch plastic trays. J Prosthet Dent. 2010;103(1):13-22.

Kidd EA. Microleakage: a review. J Dent. 1976;4(5):199-206.

Mattei FP, Alexandre P, Chain MC. Estado da arte das cerâmicas odontológicas. Full Dentistry in Science. 2010;5(2):84-91.

McCabe JF, Walls AWG. Gypsum products for dental casts. In: McCabe JF, Walls AWG. Applied dental materials. 8th ed. London: Blackwell Science; 1998. p. 29.

Meng TR Jr, Latta MA. Physical properties of four acrylic denture base resins. J Contemp Dent Pract. 2005;6(4):93-100.

Miyashita E. Odontologia estética: o estado da arte. São Paulo: Artes Médicas; 2004.

O'Brien WJ. Materiais dentários propriedades e manipulação. Rio de Janeiro: Guanabara Koogan; 1988.

Phillips RW. Skinner materiais dentários. 9. ed. Rio de Janeiro: Guanabara Koogan; 1993.

Rocha MJC, Baroni R, Santos LM, Girardi KC. O uso do hidróxido de cálcio e do agregado de trióxido mineral (MTA) em pulpotomias de dentes decíduos. UFES Rev Odontol. 2000;2(1):38-44.

Rubel BS. Impression materials: a comparative review of impression materials most commonly used in restorative dentistry. Dent Clin North Am. 2007;51(3):629-42.

Sano H, Takatsu T, Ciucchi B, Horner JA, Matthews WG, Pashley DH. Nanoleakage: leakage within the hybrid layer. Oper Dent. 1995;20(1):18-25.

Sen D, Göller G, Issever H. The effect of two polishing pastes on the surface roughness of bis-acryl composite and methacrylate-based resins. J Prost Dent. 2002;88(5):527-32.

Soares FF, Sousa JAC, Maia CC, Fontes CM, Cunha LG, Freitas AP. Clareamento em dentes vitais: uma revisão literária. Rev Saúde Com. 2008;4(1):72-84.

Torabinejad M, Chivian N. Clinical applications of mineral trioxide aggregate. J Endod. 1999;25(3):197-205.

Torabinejad M, Hong CU, Pitt Ford TR, Kettering JD. Antibacterial effects of some root end filling materials. J Endod. 1995;21(8):403-6.

Ucar Y, Brantley WA, Johnston WM, Dasgupta T. Mechanical properties, fracture surface characterization, and microstructural analysis of six noble dental casting alloys. J ProsthetDent. 2011;105(6):394-402.

Uzun G, Hersek N. Comparison of the fracture resistance of six denture base acrylic resins. J Biomater Appl. 2002;17(1):19-29.

Van Noort R. Introdução aos materiais dentários. 2. ed. Porto Alegre: Artmed; 2004.

Wataha JC, Messer RL. Casting alloys. DentClin North Am. 2004;48(2):499-512.

Yeşilyurt C, Bulucu B. Bond strength of total-etch dentin adhesive systems on peripheral and central dentinal tissue: a microtensile bond strength test. J Contemp Dent Pract. 2006;7(2):26-36.